Entrenamiento de definición
Quema grasa
No músculo

Por

I0421148

Alirio Vera Morales

Iván Fresneda

Entrenamiento.com

INTRODUCCIÓN

Todos deseamos tener un cuerpo agradable y estético. De eso no cabe la menor duda. Sin embargo, es casi imposible que haya dos personas que se pongan completamente de acuerdo sobre lo que un cuerpo estético debería ser.

En tanto algunos consideran que un cuerpo agradable es un cuerpo a lo Arnold, compuesto por esos músculos grandes y densos, otros pueden pensar que un vientre plano y una figura más esbelta es el modo en que un cuerpo debe lucir.

Si tú también has estado en algún momento así, debatiéndote entre buscar un aspecto de culturista o de supermodelo, lo mejor que podrías hacer es probar con un punto medio, y un buen período de definición puede ser la gran respuesta que estabas buscando.

El período de definición es justamente el equilibrio más sensato que se puede lograr al entrenar: si acabas de pasar por un período de volumen, entrenar de esta forma te ayudará a cincelar toda esa masa extra; si lo que ocurre es que estás muy delgado, podrás mejorar tu apariencia al lucir unos brazos más marcados y con un pecho y unas piernas trabajados que se vean completamente saludables.

Lo que muchos no saben es que realizar un buen período de definición y adelgazamiento va más allá de esa idea tan arcaica y tan equivocada de que hay que subirse a la elíptica todo el día, como un loco, y contar cada carbohidrato como si fuera veneno.

Atrás quedaron los años de las dietas restrictivas, que prometían soluciones rápidas a través de métodos difíciles, y que para colmo lo resolvían todo diciéndote que era "lo mejor para tu salud". Esos métodos tuvieron su momento álgido allá por los años 90 o más atrás, y ya hemos visto de sobra sus pésimas consecuencias. ¿Qué hacer entonces?

La verdad es que no existe ningún camino rápido al paraíso. Si has llegado aquí luego de probar una dieta demasiado exigente o un plan de entrenamiento abrumador, seguramente ya lo has comprobado en carne propia. Si no, bien vale la pena advertírtelo.

Cuando te centras demasiado en uno solo tipo de ejercicio (digamos, ejercicios cardiovasculares) y tienes una dieta muy restrictiva, le ocurren distintas cosas a tu cuerpo, cosas nada agradables.

Nuestro cuerpo es una máquina que se adapta a cualquier circunstancia, así que (jugando con la lógica de quienes entrenan en exceso) lo primero que pasaría es que tendrías que aumentar constantemente tu tiempo de entrenamiento para poder generar más desgaste y más pérdida calórica. ¿Pero cómo haces esto si estás restringiendo en exceso las calorías, que al fin y al cabo son la energía que necesitas para entrenar? Vale, entonces sube un poco las calorías, pero sigue entrenando muy fuerte. Si haces esto por mucho tiempo, tu cuerpo quemaría no solo tus reservas de grasa, sino también la proteína de tus músculos. Como ves, cualquier camino excesivo conduciría a callejones sin salida.

Consciente de esta realidad, el deporte ha tenido que dar "su brazo a torcer" de cierta forma, y entender que a pesar de que ideales como esfuerzo, disciplina, trabajo duro y dar el todo por el todo suenan muy bien, en ocasiones hay que ser un poco más flexible y relajar las posturas, si se quiere obtener resultados reales y sostenibles en el tiempo. En este sentido, nuestra gran aliada ha sido la medicina.

Cada día se publican nuevos estudios y revisiones sobre el deporte y la nutrición. Son textos útiles, evidentemente, pero que pasan muy desapercibidos porque su público objetivo es principalmente académico.

Con la intención de aportar un grano de arena en la difusión de todo ese conocimiento básico que normalmente nos perdemos, en Entrenamiento hemos decidido preparar este libro, que es en gran parte una recopilación de lo básico y más importante que la ciencia y el deporte tienen para decirnos sobre la definición muscular.

Para brindar un material de fácil comprensión, en estas páginas iremos de lo mínimo a lo máximo, aportando información sencilla de digerir. Al hacer esto, sentimos que estamos convencidos de ofrecer los siguientes beneficios:

- **Mejor comprensión sobre la nutrición**: tratamos de usar un lenguaje cotidiano para explicar principios de nutrición que normalmente no se mencionan. De este modo, podremos profundizar en distintos temas, sin que necesites hacer un gran esfuerzo de comprensión.
- **Rutinas de definición útiles y bien justificadas**: todos los planes de entrenamiento que proponemos han sido respaldados no por la suposición de un entusiasta del deporte, sino por la opinión de expertos y por estudios científicos, así que puedes tener la seguridad de que no estás haciendo una rutina que te vaya a mandar al hospital o que te va a tener estancado por semanas, sin ver resultados.
- **Consejos de nutrición fáciles de seguir**: hacer dieta no significa matarse de hambre. Saca esa idea de tu cabeza y descubre que el principio fundamental de una buena alimentación es buscar la variedad a través de los alimentos naturales.
- **Mejora significativamente tu salud y estilo de vida**: perder grasa corporal no es solo un asunto de dietas y gimnasios; también es necesario que cambies otros aspectos de tu vida. Desde el modo en que duermes hasta la actitud que tienes en tu trabajo, todo lo que haces cuenta, y aquí te decimos cómo puedes hacer que tu rutina diaria juegue a tu favor.

Por último, no está de más decir que el mayor beneficio que puedas obtener de este material dependerá de ti: después de todo, no es la letra muerta la que construirá el cuerpo que esperas, sino tu constancia y determinación las que se encargarán de lograrlo.

ÍNDICE

Entrenamiento de definición:

Introducción

Capítulo 1. Cómo empezar a adelgazar

    1. Ponte en marcha

    2. Caminar es un buen inicio para adelgazar

    3. No te enfoques excesivamente en los detalles

    4. Conoce los puntos básicos de la pérdida de peso

    5. Toma conciencia de las calorías que ingieres y gastas

    6. Haz de tu entrenamiento un estilo de vida

    7. Si puedes, inscríbete en un gimnasio

    8. Consigue un par de mancuernas

Capítulo 2. Cien consejos efectivos para mantener un déficit calórico saludable

    ¿Cómo funciona el déficit de calorías?

    Top 10 de los consejos para bajar de peso

    1. Duerme 7 o 9 horas de sueño de calidad cada noche

    2. Registra en un diario o aplicación la cantidad de comida que ingieres en 3 días

    3. Establece un objetivo de ingesta diaria de calorías

    4. Reemplaza los alimentos procesados por alimentos naturales

    5. Come proteína con cada comida

    6. Bebe entre 8 y 12 vasos de agua al día

    7. Sigue un plan de nutrición

8. Elabora un plan de entrenamiento

9. Haz entrenamientos de cuerpo completo 3 veces por semana

10. Sé paciente

Consejos para perder peso haciendo ejercicio

11. Planifica tus entrenamientos

12. Incluye circuitos de fuerza en tus entrenamientos

13. Evita sentarte durante tus entrenamientos

14. Aprende a trabajar con pesas rusas

15. Haz 50 swings con kettlebell al terminar cada sesión de entrenamiento

16. Considera conseguir un entrenador personal

17. Empieza tu entrenamiento a primera hora de la mañana

18. Camina más de 7500 pasos todos los días

19. Acude al trabajo haciendo ejercicio

20. Usa las escaleras cada vez que puedas

Consejos para perder peso divirtiéndote

21. Encuentra un pasatiempo activo

22. Usa un rodillo de espuma o haz estiramientos cada día

23. Haz yoga una vez por semana

24. Prueba una clase de Fitness grupal

25. Da prioridad a las actividades al aire libre

26. Toma al menos un día para descansar

27. Haz ejercicio durante los anuncios de televisión

28. Quema más calorías haciendo tareas del hogar

29. Busca complementos para hacer más divertido tu entrenamiento

Consejos de nutrición para perder peso

30. Limita la variedad de comidas

31. Dedica al menos 20 minutos para cada comida

32. Escribe una lista de compras semanal

33. Marca tu perímetro en los supermercados

34. Limpia y organiza tus alacenas

35. Suscríbete a un servicio de venta de víveres a domicilio

36. Pon a prueba tus alergias a los alimentos

37. Evita las dietas extremas bajas en calorías

38. Come huevo en el desayuno

39. Prioriza la proteína magra

40. Evita las mezclas de frutos secos

41. Come ensaladas para el almuerzo o cena

42. Elige condimentos bajos en calorías y altos en sabor

43. Come alimentos fermentados

44. Busca alternativas saludables para las comidas que te gustan

45. Busca edulcorantes saludables para tus bebidas

46. Bebe un vaso de agua antes de cada comida

47. Bebe café negro

48. Elimina el café después de las 15:00 horas

49. Elimina el alcohol

50. Lleva un registro detallado de tus antojos

51. Compra platos pequeños

52. Cepíllate los dientes después de cenar

53. Prepara las comidas de la semana desde el domingo

54. Lleva siempre tu almuerzo al trabajo

55. Ten siempre un snack saludable en el trabajo

56. Come o cena fuera de casa 2 veces por semana como máximo

57. Di "no" a la cesta de pan

58. Pide siempre vinagre o aceite como aderezo

59. Pide todo a la parrilla, nunca frito

60. Pide siempre al vapor, no salteado

61. Personaliza tus platos

62. Elimina los segundos platos

63. Aprende un plato saludable de cada tipo de cocina

64. Si vas a viajar, lleva tu propia comida contigo

65. Consume agua cuando viajes

66. Ayuna durante los viajes cortos

Consejos de estilo de vida para perder peso

67. Ve a la cama antes de medianoche

68. Duerme en un lugar fresco y oscuro

69. Baja las luces antes de dormir

70. Apaga la tecnología en las noches

71. Termina el día leyendo un libro

72. Controla tu estrés revisando tus hormonas con un análisis de sangre

73. Recibe un masaje semanal

74. Medita o practica respiración profunda en las mañanas

75. Carga un bolso deportivo cuando vayas a trabajar

76. Lleva tu ropa de entrenamiento cuando salgas de viaje

77. Considera comprar un escritorio sit-to-stand

78. Da un paseo de 30 minutos después del almuerzo

79. Párate y camina cuando estés haciendo llamadas

Consejos motivacionales para perder peso

80. Comienza con dos metas fijas

81. Escribe por qué tus metas son importantes para ti

82. Crea pequeñas metas para cada semana

83. Haz un seguimiento estadístico de tu cuerpo

84. Toma fotos de tu progreso

85. Enfócate en seguir tu plan, no en perder peso

86. Inscríbete para participar en una carrera de 5 kilómetros

87. Inscríbete para participar en una carrera espartana

88. Encuentra a un compañero de entrenamiento

89. Haz amigos activos

90. Comenta con tus amigos sobre tus metas

91. Haz una lista de reproducción para tus entrenamientos

92. Mira un video motivacional antes de entrenar

93. Mira una imagen motivacional

94. Lee una frase motivacional

95. Adopta el Kaizen

96. Visualiza tu éxito

97. Busca siempre información nueva

98. Cuelga los pantalones en un lugar visible cuando ya no te queden

99. Apuesta con otras personas sobre tus objetivos de pérdida de peso

100. Lleva el registro de cuánto dinero has ahorrado

Capítulo 3. El cambio en tu dieta que evitará que te estanques al perder peso

¿Qué es el ciclado de carbohidratos?

Cómo hacer correctamente el ciclado de carbohidratos

¿Cuándo es más necesario hacer el ciclado de carbohidratos?

¿Con qué tipo de entrenamientos se puede hacer el ciclado de carbohidratos?

¿Cómo elevar los carbohidratos en cada día del ciclo?

Los mejores alimentos para el ciclado de carbohidratos

Ejemplo de menú para el ciclado de carbohidratos

Capítulo 4. Cómo hacer cetosis si estás siguiendo un entrenamiento de pesas

¿Cuáles son los beneficios de las dietas cetogénicas?

¿Cómo se realiza una dieta cetogénica?

Fuentes de grasa para la cetosis

Fuentes de proteína para la cetosis

Fuentes de carbohidratos para la cetosis

¿Cómo saber si se ha entrado en cetosis?

¿Cómo combinar la cetosis con entrenamiento de pesas?

Capítulo 5. Pautas básicas para perder la grasa abdominal

¿Por qué acumulamos más grasa en el abdomen?

Tipos de grasa abdominal

Riesgos de la grasa abdominal para la salud

El entrenamiento más recomendado para definir el abdomen

Alimentos que favorecen la pérdida de grasa abdominal

Capítulo 6. ¿Por qué es tan difícil perder peso con el running?

Principios básicos del running

¿Por qué no logras perder peso con el running?

1. Relación del running con la alimentación

2. Relación del running con otros entrenamientos

¿Cómo perder peso practicando running?

Capítulo 7. Cómo influye la insulina en la pérdida de peso

Resistencia a la insulina y aumento de peso

8 maneras de mejorar la sensibilidad a la insulina

1. Haz ejercicio con regularidad

2. Duerme lo suficiente

3. Ingiere alimentos de digestión lenta

4. Corta los carbohidratos simples

5. Toma canela

6. Ayuna con regularidad

7. Bebe té verde

8. Mantén bajo el consumo de grasas

Capítulo 8. Cómo perder grasa sin hacer cardio

¿Cómo perder grasa correctamente?

¿Qué son los circuitos de entrenamiento?

Errores comunes al realizar circuitos de entrenamiento

Beneficios de los circuitos de entrenamiento

Pautas básicas para crear un circuito de entrenamiento

Ejemplos de circuitos de entrenamiento

1. Circuito de Tumminello

2. Circuito de Ferruggia

3. Circuito de mancuernas

4. Circuito de peso corporal

Capítulo 9. Rutina para adelgazar con solo dos mancuernas

Rutina para adelgazar con solo dos mancuernas

1. Press de banca con mancuernas

2. Elevaciones laterales con mancuernas

3. Remo con mancuerna a una mano

4. Extensiones unilaterales detrás de la cabeza

5. Curl de bíceps

6. Zancadas con mancuernas

7. Elevación de talones sentado

8. Curl de piernas con mancuernas

9. Sit-ups con mancuerna

Preguntas frecuentes sobre la rutina con mancuernas para adelgazar

¿Cuántas veces por semana se puede realizar esta rutina?

¿Es recomendable variar los ejercicios?

Capítulo 10. La mejor rutina de definición que existe

Principios básicos de la rutina

¿A qué llamamos levantamiento pesado?

Día de piernas pesado

Día de torso pesado

¿Cómo aumentar la liberación de ácido láctico?

Circuito A (12-15 repeticiones)

Circuito A (potencia)

Circuito B (15-20 repeticiones)

Circuito B (potencia)

Circuito C (15-20 repeticiones)

¿Cómo distribuir los entrenamientos a lo largo de la semana?

Lleva tu entrenamiento de definición a lugares increíbles

Referencias

CAPÍTULO 1.
CÓMO EMPEZAR A ADELGAZAR

Cuando queramos empezar a adelgazar, normalmente el cardio y sus posibles alternativas son el primer aspecto a tratar. No obstante, no es todo lo que necesitamos saber.

Por contradictorio que pueda parecer, el principal problema a la hora de querer adelgazar es el exceso de información. De información poco fiable, por supuesto.

Los seres humanos pasamos nuestras vidas rodeados de tantos anuncios publicitarios, promociones e informaciones tan poco precisas, que es difícil que nos podamos hacer una idea concreta sobre qué es lo realmente necesario para poder adelgazar. Pero la verdad es que la respuesta a todo esto es más sencilla de lo que parece.

Para empezar a perder grasa, lo que necesitamos es prestar atención a los aspectos fundamentales: una buena alimentación, tener una rutina de ejercicio constante y mantener un hábito de sueño regular. Todo esto logra más resultados que cualquier suplemento o producto de moda.

Para dar un poco de claridad sobre esto, hemos decidido enumerar algunos aspectos realmente importantes para empezar a adelgazar. Si eres principiante, enfocarte en estos puntos básicos te ayudará a encausarte adecuadamente; si eres experto, no está de más recordarlo, pues a medida que vamos progresando en los entrenamientos también vamos olvidando los principios.

Los siguientes consejos son los más básicos con los que debes empezar si realmente quieres llegar a perder peso.

1. Ponte en marcha

Un hecho poco asimilado es que para empezar a perder peso, no hace falta nada más que ponerse en marcha, y esto no lo decimos solamente en un sentido figurativo.

Existen quienes leen artículos sobre 20 dietas, 30 formas de hacer cardio y 50 suplementos indispensables, y aun así no tienen ni idea de cómo empezar a adelgazar. Este fenómeno se conoce como "parálisis por análisis", y afecta a muchos deportistas novatos.

Cuando tomamos en cuenta una misma cantidad de opciones durante demasiado tiempo sin tomar una decisión, nuestro cerebro empieza a frustrarse y a confundirse, llevándonos a la completa inacción. En este caso, nuestro problema ya no es elegir el mejor camino, sino que ni siquiera empezamos a caminar. La pregunta que debemos hacernos es: ¿se queman más calorías en los foros de nutrición o en las salas de pesas?

Para evitar caer en este ciclo de inacción, lo mejor es no saturarse de información desde el principio y simplemente empezar a actuar. No importa si se cometen errores al comienzo que obstaculicen la pérdida de peso. Poco a poco la experiencia irá dando las pautas para corregir los fallos, pero esto no sucederá si nos quedamos sentados analizando en exceso las opciones.

2. Caminar es un buen inicio para adelgazar

Una vez que has decidido empezar a actuar, necesitas buscar un ejercicio que sea la piedra angular de tu entrenamiento, y para eso cada quien tendrá su opinión.

En tanto algunas personas prefieren probar con actividades dinámicas como el boxeo o la natación, otros se inclinan hacia actividades más tranquilas como el yoga o la relativa tranquilidad que brinda una sala de pesas. Elegir entre uno u otro camino dependerá de las aspiraciones de cada quien. No obstante, si existe un ejercicio que conjugue los atractivos de todos los demás, ese es, sin duda, caminar.

Caminar es un entrenamiento que brinda el dinamismo de romper con lo cotidiano (si lo practicas al aire libre, por ejemplo), pero que no resulta lo suficientemente agotador como para que solo un experto pueda realizarlo.

Estas son algunas ventajas de caminar para adelgazar cuando se es primerizo:

- No se necesita equipamiento.
- No requiere conocimientos de técnica.
- Se puede practicar casi en cualquier lugar.
- No plantea ningún riesgo de lesión.
- Su ejecución plantea beneficios para la salud que nos ayudarán en otras disciplinas del deporte.

Ahora bien, aunque es cierto que incluso con 10 o 15 minutos diarios de caminata ya estarás haciendo grandes progresos para tu salud, si deseas obtener mejores resultados no podrás realizar solo caminatas recreativas.

Caminar como método de entrenamiento exige una progresión: esfuérzate por aumentar tus períodos de caminata a por lo menos 30 minutos diarios, buscando rutas cada vez más complejas, incluso con subidas y tramos de escaleras.

Con el tiempo, estarás listo para pasar a entrenamientos más complejos. Sin embargo, no deberías dejar de lado tu rutina de caminata: esta te puede servir como medio de transporte para llegar a tu lugar de entrenamiento, complementando de un modo increíble tus resultados.

3. No te enfoques excesivamente en los detalles

Una persona que presta atención a los detalles tiene mayores posibilidades de sobresalir en los distintos aspectos de la vida. Sin embargo, una persona que se enfoque excesivamente en cada detalle no solo resulta tediosa, sino que rara vez logra tomar una decisión en su vida.

A diario, vemos en los foros de internet preguntas como estas:

- "¿Debo usar polvo rápido de proteína, como el suero de leche, o la caseína sería una mejor opción? ¿Qué pasa si mezclo los dos y añado un poco de soja? Si decido utilizar los tres, ¿qué proporciones de cada uno son las más recomendables?".
- "Quiero hacer efedrina-caseína y en las instrucciones me dicen que ponga 20 mg de efedrina y 200 mg de caseína. La efedrina que tengo viene en tabletas de 25 mg. ¿Debo romper la tableta para tener los 20 mg exactos?".

No queremos extendernos demasiado con los ejemplos, pero el problema hasta aquí parece ser bastante evidente. No se trata de que las preguntas no sean válidas; se trata de que no son indispensables.

Cuando tenemos una meta fija en la cabeza, queremos mantener todo en control. Lo que ocurre entonces es que acabamos prestando una atención excesiva a los detalles. La consecuencia, al igual que dijimos al principio, es la inacción.

Para solucionar esto, debes empezar a concentrarte en los aspectos realmente básicos de la pérdida de grasa; aspectos que se pueden conocer fácilmente a través de la intuición, pero que no está de más volver a mencionar.

4. Conoce los puntos básicos de la pérdida de peso

La mala noticia para las personas que disfrutan de las soluciones rápidas, es que no existe un solo aspecto clave que nos lleve a perder peso (entendido, claro, como la pérdida de grasa). Existen varios aspectos básicos, en realidad, pero la buena noticia es que nunca perderán vigencia, así que no perderás tu tiempo aprendiéndolos.

Los puntos básicos de la correcta pérdida de peso son:

1. Hacer cardio o algún entrenamiento complementario, como los circuitos de entrenamiento.
2. Levantar pesas.
3. Quemar más calorías de las que consumes.
4. Hacer 5-6 comidas pequeñas al día, siempre a la misma

hora y sin saltarte ninguna.

5. Evitar las grasas trans, pero añade pequeñas cantidades de grasas buenas a la dieta (como el Omega 3).

6. Optar siempre por la comida natural y rechaza los alimentos procesados.

7. Ingerir carbohidratos complejos, a través de frutas y verduras.

8. Comer porciones pequeñas de proteína magra en cada comida.

9. Tener siempre en mente la imagen del cuerpo que deseas tener.

Si estás dejando uno de estos puntos de lado, por concentrarte en la búsqueda del mejor suplemento vegetal y del plan definitivo de periodización óptima, la triste realidad es que, a menos que cuentes con una genética excelente, tus resultados se verán estropeados fácilmente.

5. Toma conciencia de las calorías que ingieres y gastas

Ya lo hemos dicho más arriba: mantener un déficit calórico es vital para poder adelgazar. La pregunta que todos se hacen en este punto es: ¿cómo se logra eso? Lo primero que debes saber es que no se trata de algo fácil.

La cantidad de calorías que se gastan depende de distintos factores como el peso, altura, metabolismo y actividad física que se realiza. Aunque existen distintos métodos para calcular esto, lo cierto es que la cantidad de aspectos que hay que tomar en cuenta son tantos, que lo mejor es acudir directamente con un experto para que supervise tu nivel de entrenamiento, tu peso y estatura y con base en los datos recogidos te explique cómo es tu gasto de calorías.

Una vez que sabes cuál es tu gasto de calorías aproximado por cada día, debes centrarte en la ingesta. Por norma general, un atleta debería consumir unas 300-500 calorías menos por día de las que gasta, si tiene como meta adelgazar.

Aunque calcular la cantidad de calorías que consumimos es relativamente más sencillo que saber cuántas gastamos, es necesario que entiendas que aquí también hay muchos factores que influyen.

Toma por ejemplo una manzana: si investigas, verás que la cantidad de calorías de una manzana puede ser de 52 por cada 100 g; otros te dirán que son 40 calorías por cada 100 g; otros elevan ese número a 60 o 70 calorías, todo dependiendo del tipo de manzana que se consuma. Este es un ejemplo pequeño de un fenómeno que se repite con incontables alimentos. No se trata de que todos los datos estén mal: se trata de que existen muchas variables.

Lo que queremos decir con esto es que difícilmente tendrás la absoluta certeza de cuántas calorías ingieres y gasta por día. La idea no es hacer de esto una obsesión, sino simplemente empezar a tomar conciencia, incluso a través de valores aproximados, de los nutrientes que ingresan a tu cuerpo, para buscar un balance acorde con tus objetivos. Incluso si ese balance no es perfecto, bien vale la pena buscarlo y ser consecuente con él.

6. Haz de tu entrenamiento un estilo de vida

El más común de todos los errores de los principiantes es abandonar el entrenamiento en las primeras semanas. Esto es algo que se ve frecuentemente.

En enero y febrero, después de los propósitos de Año Nuevo, los gimnasios se ven abarrotados por personas que vienen cargadas de metas y entusiasmo. Aunque causa un poco de tristeza decirlo, lo cierto es que muchos de ellos abandonan tras las primeras seis u ocho semanas. Las razones son muchas.

Puede que estas personas comiencen a entrenar sin haber calculado bien de cuánto tiempo libre disponen, y al avanzar las semanas se dan cuenta de que su vida se ve afectada por el entrenamiento, por su falta de organización. También hay quienes simplemente dejan de entrenar porque sienten que no están obteniendo resultados al cabo del primer mes (¡el terrible primer mes!). Podemos seguir dando razones, pero el resultado siempre será el mismo: estas personas habrán abandonado justo en el momento en que estaban por ver resultados. Quizá no la meta que ellos deseaban, pero resultados al fin y al cabo.

Cambiar esta realidad exige un cambio de mentalidad: si eres de quienes se inscriben en un gimnasio por unas pocas semanas a principio de año o un par de meses antes de las vacaciones de verano, no solo no estarás ganando nada, sino que perderás tiempo y dinero.

Aunque suene un tanto cursi al decirlo, el entrenamiento es un estilo de vida. No se trata simplemente de subirse a unas máquinas durante un par de meses esperando lucir bien. Se trata de tener una filosofía de vida en la cual el cuerpo y la actitud que deseas tener se convierten en una meta, y tengas la disciplina suficiente para prolongar tus esfuerzos durante el tiempo que demores en conseguirlo.

7. Si puedes, inscríbete en un gimnasio

Aunque no es indispensable, un gimnasio puede ayudar mucho a los primerizos que cuentan con la disciplina suficiente para progresar en su esfuerzo.

Los gimnasios no solo cuentan con el equipamiento necesario para cualquier cosa que quieras lograr, sino que brindan el apoyo de entrenadores y monitores que te guiarán en tus primeros pasos, lo cual puede ser más útil de lo que piensas.

Asimismo, los gimnasios cuentan con un elemento motivador importante: la presencia de más personas. Cuando estamos empezando en una actividad, el contacto con otras personas que buscan lo mismo que nosotros (ejercitarse, en este caso) nos servirá como refuerzo para persistir en nuestra meta.

8. Consigue un par de mancuernas

Como hemos dicho, los ejercicios de levantamiento de pesas pueden ayudar a adelgazar. Esto se debe a que los músculos gastan calorías cuando están trabajando, independientemente de la actividad que realicen, y siempre que se mantenga una ingesta calórica adecuada se garantiza la pérdida de peso. Así pues, un buen par de mancuernas ajustables puede ser todo lo que se necesite.

Las mancuernas son el equipo más sencillo, para también el más versátil que se pueda conseguir a la hora de entrenar con peso. Casi cualquier ejercicio se puede realizar con ellas, sin requerir demasiado espacio o imaginación.

Cuando se está empezando, lo ideal es ir con poco peso. Para las mujeres adquirir discos que vayan de 1 kg a 10 kg es más que suficiente. Para los hombres, un conjunto de entre 5 kg y 20 kg es un buen rango. Si a todo esto le sumas un banco plano estable y un rincón libre en la casa, ¡estás listo para empezar!

CAPÍTULO 2. CIEN CONSEJOS EFECTIVOS PARA MANTENER UN DÉFICIT CALÓRICO SALUDABLE

Hasta ahora hemos mencionado de un modo más o menos superficial el déficit calórico, así que en este capítulo queremos darle una revisión más profunda. Después de todo, tomar control sobre el balance de calorías es el punto clave a tratar cuando se quiere perder peso.

Para guiarte en este proceso, hemos preparado una extensa lista de 100 consejos realmente útiles para perder peso a través de un buen déficit calórico. No se trata de métodos de poca fiabilidad como consumir zumo de limón en las mañanas o beber cuatro litros de agua tibia en las tardes. Se trata de conclusiones probadas que han aportado diversas investigaciones, sobre los aspectos básicos sin los cuales no se puede dar una pérdida de peso sana y sostenible.

Para facilitarte el trabajo, hemos dividido estos 100 consejos en cinco apartados claves, para que te puedas centrar en los aspectos en que creas que estás fallando más. Estos cinco apartados son:

1. **Top 10 de los consejos para bajar de peso**: los básicos, sin los cuales el déficit calórico sencillamente no será

posible:

2. **Consejos sobre ejercicio físico**: indispensables para perder calorías de un modo saludable.

3. **Consejos de nutrición**: qué y cuánto comer para perder peso y poder seguir rindiendo en nuestra vida diaria.

4. **Consejos sobre estilo de vida saludable**: un cambio de cuerpo también es un cambio de vida, que debe ir acompañado por diversos aspectos.

5. **Consejos sobre cómo mantenerte motivado**: la motivación es lo que marca la diferencia entre una pérdida de peso de unos cuantos días y un cambio radical en el cuerpo. Y esto no es solo una frase, sino una gran realidad que se ve afectada por aspectos emocionales y sociales.

Antes de entrar de lleno a los consejos de cada sección, es útil repasar de un modo un poco más profundo el funcionamiento del déficit de calorías.

¿Cómo funciona el déficit de calorías?

Quizá alguna vez hayas tenido la idea –como todos la tuvimos en algún momento-, de que para perder peso se necesita eliminar los carbohidratos de la dieta y hacer ejercicio todos los días, pero la verdad es que la pérdida de peso se reduce simplemente a las calorías; es decir, a cuántas calorías comes y cuántas gastas realmente al día. A esto se le conoce como **ecuación de balance de calorías**.

Cuando el balance de calorías es positivo (se consumen más calorías de las que se gastan), se dice que hay **superávit de calorías**, y es entonces cuando el cuerpo aumenta de peso; cuando el balance es negativo (se gastan más calorías de las que se consumen), se dice que hay **déficit de calorías**, lo que produce pérdida de peso.

Para explicar cómo funciona el déficit de calorías, es útil poner un ejemplo: sabiendo que medio kilo de grasa contiene 3500 calorías, se entiende que al quemar 3500 calorías el cuerpo pierde medio kilo de grasa. Si yo peso 90 kg, consumo 2000 calorías al día y gasto 2500, mi déficit de calorías diario será de 500 calorías.

Si mantengo estos niveles diariamente, al cabo de 7 días habré perdido medio kilo de grasa.

Muchas personas entienden que un buen déficit calórico significa reducir la ingesta de calorías a su mínima expresión. Evidentemente, esto no es así, y es que las calorías no dejan de ser necesarias.

El nombre de caloría proviene de calor. Es decir, que una caloría es la unidad química de calor mínima necesaria para elevar la temperatura de 1 gramo de agua en 1 grado centígrado.

Si recuerdas bien tus clases de biología, seguramente sabrás que el calor es indispensable para diversas funciones del cuerpo, y hablamos desde lo mínimo hasta lo máximo. Una célula, por ejemplo, no es un simple globo estático: dentro de ella se producen cambios, choques y transformaciones motivadas por pequeños impulsos eléctricos y calóricos sin los cuales no solo no podríamos llevar a cabo diversas tareas, sino que sencillamente no existiríamos. Por todo esto, el calor de las calorías no es nada despreciable.

En definitiva, nuestro cuerpo necesita calor para funcionar, y es capaz de recurrir a distintos métodos para obtenerlo.

Si volvemos al punto de la pérdida de peso, podemos decir que un gran riesgo de reducir demasiado las calorías es que el cuerpo dejará de quemar solo las reservas de grasa corporal (fuente principal de calorías) y empezará a recurrir a otras fuentes, como las reservas de glucógeno en lo músculos.

El glucógeno es un polisacárido proveniente de la glucosa, que se almacena en los músculos y que solo se quema en los momentos de máximo esfuerzo, cuando la actividad física es excesiva o cuando la ingesta calórica es demasiado baja. Como ves, si el cuerpo empieza a gastar glucógeno, estará tomando algo que no es de la grasa corporal sino del músculo, y acabaremos perdiendo músculo y no grasa, cuando debería ser al revés. De ahí la importancia de que la pérdida de peso sea correcta, no superando el déficit de 300-500 calorías diarias.

Ahora que hemos establecido la importancia de mantener el déficit correcto de calorías, es hora de ver uno a uno los aspectos que nos llevarán a conseguirlo.

Top 10 de los consejos para bajar de peso

1. Duerme 7 o 9 horas de sueño de calidad cada noche

Todos hemos escuchado que para perder peso es necesario tener al menos 7 o 9 horas de sueño de calidad cada noche, pero pocos sabemos realmente por qué.

Aunque muchos piensan que la razón de que el sueño sea tan importante es que necesitamos más energía para ejercitarnos (algo que no deja de ser cierto), la razón principal es un poco más compleja, y no tiene que ver solo con cuán animados estemos en los entrenamientos. La razón real es química y endocrina, realmente.

Cuando dormimos poco y mal, nuestro cuerpo segrega mayores cantidades de una sustancia llamada 2-araquidonilglicerol (2-AG) del complejo endocannabionoide, que aumenta el placer y la necesidad de consumir comida apetitosa (alimentos dulces, salados y grasosos, o sustancias apetecibles como el sabor que los japoneses llaman umami), lo cual es un efecto similar al hambre que muchas personas manifiestan después de fumar marihuana.

Además de esto, cuando dormimos mal el cuerpo segrega mayores cantidades de cortisol, la famosa hormona del estrés, lo cual puede derivar en debilidades musculares y retención de grasa corporal, principalmente a nivel de pecho, cara y abdomen. Sin duda, algo que no queremos padecer en medio de un plan de pérdida de peso.

2. Registra en un diario o aplicación la cantidad de comida que ingieres en 3 días

Como ya hemos dicho, es muy difícil conocer la cantidad exacta de calorías que contiene cada alimento que consumimos, por no decir que es imposible. Sin embargo, lo que sí es posible es crear un marco referencial, a través del cual podamos tener una aproximación válida de la cantidad de calorías que ingerimos.

Si registras el peso y las porciones de cada alimento que consumes a través de una aplicación, ella te dará un valor aproximado de las calorías que ingieres; si haces este proceso con cada comida a lo largo de tres días, tendrás un marco referencial diverso y honesto sobre tu ingesta calórica.

Otro método es hacer el mismo registro a través de un diario tradicional. Para ello, necesitarás recurrir siempre a una misma clasificación de alimentos y calorías como referencia, de modo que los resultados sean siempre constantes.

3. Establece un objetivo de ingesta diaria de calorías

Una vez que hayas obtenido una idea más clara de la cantidad de calorías que consumes, empieza a restar hasta llegar al deseado déficit de 300-500 calorías diarias.

Otra forma menos exacta aunque relativamente útil para programar el déficit calórico es multiplicar tu peso corporal por 10. El número resultante, será tu tope diario de calorías. Si eres un hombre con más de 25% de grasa corporal o una mujer con más de un 30%, deberás restar unas 200 calorías extra.

4. Reemplaza los alimentos procesados por alimentos naturales

Las calorías valen igual, bien sea que vengan de una manzana o de un filete: si comes más calorías buenas o malas, engordarás igual. No obstante, tu cuerpo se verá mucho más beneficiado si optas por consumir alimentos naturales.

Los alimentos procesados, como los pasteles, los cereales azucarados o las papas fritas, no cuentan con la misma cantidad de nutrientes que los alimentos al natural. Esto se debe a que su equilibrio natural se ve afectado por los procesos químicos a que son sometidos para prolongar su vida o resaltar su sabor, inhibiendo gran parte de sus propiedades. Esto, claro, trae consecuencias a la alimentación.

Cuando un alimento aporta calorías pero no nutrientes, decimos que contiene **calorías vacías**, las cuales son más susceptibles a transformarse en grasa corporal sin antes aportar energía y ayudar a otros procesos. La consecuencia es que nos sentimos más agotados y más hambrientos al consumirlas, necesitando comer más, en un círculo vicioso que lleva a la ganancia de peso.

En definitiva, los alimentos procesados son perjudiciales incluso en pequeñas cantidades, no solo por el número de calorías que aportan, sino porque nos llevarán a alimentarnos de más.

Estos son algunos alimentos procesados de consumo frecuente que deberías evitar:

- Margarina.
- Cereales azucarados.
- Aceite de maíz, girasol o palma.
- Pan blanco.
- Galletas azucaradas.
- Sopas instantáneas.
- Embutidos.
- Mayonesa.
- Salsa de tomate comercial.
- Zumos de fruta (por muy naturales que se vean).
- Proteínas en conserva.

A estos alimentos se suman otros de consumo menos frecuente, pero muy dañinos, como las bebidas gaseosas, las hamburguesas, las papas fritas y, en general, cualquier alimento que haya sido tratado con azúcar refinada o aceites distintos al aceite de oliva.

5. Come proteína con cada comida

Mientras que incluso las grasas y los carbohidratos naturales causan controversia en las dietas para adelgazar, hay una cosa que es segura: consumir proteína, especialmente proteína magra, siempre te ayudará a perder peso.

La proteína al natural es el perfecto antagonista de los alimentos procesados: no solo aporta muchos nutrientes, sino que incluso en pequeñas porciones te mantiene lleno por más tiempo que cualquiera de los otros dos macronutrientes.

También se debe resaltar que mientras 1 g de grasa contiene 9 calorías, 1 g de proteína contiene solo 4 gr, algo que solo pueden emular ciertos carbohidratos realmente saludables.

6. Bebe entre 8 y 12 vasos de agua al día

A pesar de lo que muchos han querido hacernos creer, beber agua no "disuelve" mágicamente la grasa corporal ni nada por el estilo.

Un estudio (Stookey, J. 2015), reveló que el agua puede contribuir a la oxidación de la grasa corporal y al gasto energético, pero esto se parece aplicar principalmente para personas obesas que la beben en grandes cantidades, y puede estar ligado al hecho de que el agua reemplace a otras bebidas, como los zumos de fruta o las bebidas gaseosas azucaradas, con lo que no se puede decir que sea un método infalible para cualquier persona.

Lo que sí sabemos con seguridad es que el agua es vital para el correcto funcionamiento de la sangre y de cada órgano de nuestro cuerpo. Esto quiere decir que factores ligados al metabolismo, como la correcta digestión, se ven beneficiados cuando tomamos más agua.

7. Sigue un plan de nutrición

De nada servirá que te hidrates más o consumas más proteína, si cada vez que llega la hora de comer vas por un chocolate. El siguiente consejo, entones, es que elabores un plan de nutrición, donde digas qué puedes y que no puedes comer.

Para crear un plan de nutrición adecuado, debes atender a los demás factores que ya hemos mencionado:

- Cumplir con un tope diario de calorías.
- Incluir al menos una porción de proteína por comida.
- Priorizar los alimentos naturales.

Aunque estos parámetros suenan algo estrictos, buscando información podrás encontrar una dieta variada y aun así eficaz.

8. Elabora un plan de entrenamiento

Un paso básico, y justamente por eso no podíamos dejar de mencionarlo.

Salir a correr o levantar pesas ocasionalmente son actividades sensatas y saludables, pero si realmente quieres conseguir un objetivo debes estructurar un ruta que te lleve hasta ahí.

A lo largo de este libro desarrollamos varios temas importantes para crear planes de entrenamiento para perder peso. Sin embargo, no sería mala idea que busques un entrenador, si lo crees conveniente.

9. Haz entrenamientos de cuerpo completo 3 veces por semana

El entrenamiento de definición es distinto al entrenamiento de volumen. Este último se enfoca en la hipertrofia, lo que requiere un gran esfuerzo, razón por la cual sus entrenamiento se dividen frecuentemente en torso-pierna o incluso en días de brazos, días de espalda, días de pecho y así sucesivamente. Los entrenamientos de definición, en cambio, lo que buscan fundamentalmente es mejorar el metabolismo y eliminar grasa, y para esto no hay nada como realizar entrenamientos de cuerpo completo.

Cuando entrenas el cuerpo completo, mantienes la pérdida de grasa sin descuidar los distintos músculos del cuerpo. Si das prioridad a los ejercicios multiarticulares, tendrás mayores oportunidades para obtener buenos resultados.

10. Sé paciente

La paciencia es la gran aliada de cualquiera que esté empezando a entrenar. Y esto no lo decimos solo por decirlo.

Para ser del todo honesto, no importa si sigues todos los consejos al pie de letra: perder peso correctamente siempre será una cuestión progresiva y lenta, no rápida y sencilla.

Existen casos de personas que logran perder 4,5 kg o más en una semana, y luego no pierden nada durante días o semanas. La consecuencia lógica es que estas personas se desanimen, se impacienten. ¿Están haciendo algo mal? ¿Su cuerpo se ha vuelto loco? La verdad es que no.

Durante los primeros días del entrenamiento se pierde peso rápidamente por la deshidratación. Recuerda que al ejercitarnos, empezamos a agotar nuestras reservas de grasas, proteína y glucógeno.

El glucógeno está ligado al agua: 1 g de glucógeno arrastra consigo 3 g de agua, y dado que este se pierde principalmente en situaciones de gran esfuerzo, es muy probable que una persona que no esté acostumbrada a entrenar gaste glucógeno y agua en los primeros días, perdiendo una notable cantidad de peso. Esto se normaliza cuando se consumen más carbohidratos sanos y el cuerpo se adapta al esfuerzo, lo que genera ese aparente estancamiento, que no debe desanimarnos en absoluto.

Sé paciente. No dejes tu entrenamiento ni te excedas con los ejercicios para tratar de apresurar las cosas. Si sigues un plan de entrenamiento y una alimentación correcta, los resultados finales te demostrarán que todo ha valido la pena.

Consejos para perder peso haciendo ejercicio

11. Planifica tus entrenamientos

No basta con decir que vas a entrenar dos o tres días por semana. El objetivo es establecer cuáles serán esos días y ser constante con ellos.

Incluso si tu objetivo no es ganar volumen maximizando la hipertrofia, sino definir y adelgazar, necesitarás guardar al menos uno o dos días de descanso entre cada día de entrenamiento, para que tus músculos se recuperen y cumplan bien con su deber. Estos días no pueden cambiar arbitrariamente: no puedes hacer tres días de entrenamiento seguidos y luego acumular cuatro o cinco días de recuperación seguidos. Así no funciona.

Busca una aplicación para tu Smartphone o consigue un calendario, y anota los días honestos en que podrás entrenar. Si son solo dos, que sean siempre esos dos; si son tres, asegúrate de que puedas respetarlos.

12. Incluye circuitos de fuerza en tus entrenamientos

Como su nombre lo indica, un circuito de fuerza es un tipo de en-

trenamiento en circuito enfocado en poner a prueba tus músculos.

Dentro de un entrenamiento de definición, no es necesario irse
a los extremos y entrenar con mucha carga y muchos ejercicios.
Puedes crear un buen circuito de fuerza escogiendo tres o cuatro
ejercicios de fuerza y realizándolos velozmente, con apenas 20
segundos de descanso entre cada uno de ellos.

Los mejores ejercicios para un circuito de fuerza son los ejercicios multiarticulares como las sentadillas. Ellos no solo mejoran
nuestras capacidades cardiovasculares, sino que mantendrán a
salvo los músculos mientras realizamos la pérdida de grasa.

13. Evita sentarte durante tus entrenamientos
Con nuestro estilo de vida actual, es muy probable que ya pases
sentado suficientes horas al día. No hace falta que te sientes durante tus entrenamientos.

Sentarte a descansar entre ejercicios afecta de manera notable las
rutinas de entrenamiento, en lo referente a aspectos como:

- Pérdida de la postura correcta de los ejercicios.
- Mayor facilidad para distraerse.
- Disminución del ritmo cardiovascular que se lleva en el
  entrenamiento.

Opta por una recuperación activa: en vez de sentarte, camina o al
menos mantente de pie, moviendo los brazos o las piernas constantemente.

14. Aprende a trabajar con pesas rusas
Mejor conocidas como kettlebells, las pesas rusas han ido ganando relevancia en los gimnasios en los últimos años, y no por
casualidad.

Por su forma, variedad de peso y su facilidad de agarre, las pesas
rusas son un instrumento increíble y seguro para realizar cualquier ejercicio. Gracias a ellas, podemos convertir una rutina de
levantamiento sencilla en un entrenamiento de cardio y resistencia bastante completo, al agregar balanceos o variantes del peso

muerto.

De hecho, se estima que una buena rutina de kettlebell es capaz de hacernos quemar hasta 20,2 calorías por minuto, lo cual es casi el doble de lo que quemamos cuando corremos.

15. Haz 50 swings con kettlebell al terminar cada sesión de entrenamiento

Con las pesas rusas no solo se construyen buenas rutinas, sino que también se crean buenos ejercicios complementarios.

Uno de los mejores ejercicios con kettlebell son los swings o lanzamientos, cuya técnica ya hemos explicado. Ellos mezclan la explosividad aeróbica con el esfuerzo muscular del levantamiento, los cuales son dos factores indispensables para perder grasa.

Al finalizar cada rutina, tómate unos 5 minutos para hacer 50 swings con kettlebell, a razón de 10 por minuto, dejando poco espacio de descanso entre ellos. Si lo haces constantemente, estarás complementando tu entrenamiento de un modo increíble.

16. Considera conseguir un entrenador personal

No importa qué tan bueno seas creando tus propios entrenamientos: a medida que vayas adquiriendo experiencia también querrás mejorar tus resultados, y para lograr esto es muy útil invertir en un entrenador personal.

Cuando entrenamos solos durante mucho tiempo, nos enfocamos demasiado en los objetivos más específicos que queremos conseguir. Lo que ocurre es que acabamos teniendo flaquezas o desequilibrios en determinadas zonas, sin siquiera notarlo. Tener una mirada externa de tus entrenamientos te ayudará no solo a corregir esos desequilibrios, sino a conseguir el enfoque adecuado para lograr tus objetivos.

17. Empieza tu entrenamiento a primera hora de la mañana

Por agotador que pueda resultar al principio, entrenar en las mañanas es sin duda la mejor manera de garantizar que cumplirás con tu rutina.

En las mañanas no cuentas con el cansancio extra que tendrías en la tarde, después de haber realizado otras actividades. Además, si lo primero que haces es entrenar, te asegurarás de que ninguna obligación imprevista te distraiga de ejercitarte.

18. Camina más de 7500 pasos todos los días

Sea cual sea el entrenamiento que hayas creado, caminar siempre será un complemento increíble.

Se estima que las personas de países desarrollados caminan una media de 2500 o 3000 pasos por día, un número bastante bajo si se compara con los 19000 pasos por día que da un ciudadano promedio de la comunidad Amish. La idea es que tú puedas elevar tu récord a una media de 7500, que es el número recomendado por institutos como la Universidad Estatal de Arizona, en Estados Unidos, para que una persona adulta y sana pueda perder peso.

Para medir los pasos que das, utiliza un podómetro o un rastreador de actividad. También existen aplicaciones para Smartphone que rastrean tus pasos cuando pones el teléfono en el bolsillo.

19. Acude al trabajo haciendo ejercicio

No es una exageración decir que nuestras sociedades actuales se están volviendo cada vez más lentas y sedentarias. Lo sentimos en nuestros trabajos, donde permanecemos la mayor parte del tiempo sentados.

Para contrarrestar los efectivos dañinos para la salud que este fenómeno supone, muchas ciudades y empresas han optado por incentivar métodos de transporte alternativos para que las personas lleguen a los sitios donde trabajan, una opción que no solo es más recreativa sino mucho más saludable.

Considera trasladarte en bicicleta o simplemente caminar hasta tu sitio de trabajo. Se estima que usar estas opciones puede salvarte de aumentar un promedio de 2 kg de peso cada 4 años, de manera progresiva, algo que suena a bastante poco, pero que tendría efectos lamentables a largo plazo.

20. Usa las escaleras cada vez que puedas

A pesar de la percepción que tenemos de ellas, las escaleras no son obstáculos; son más bien una gran ayuda.

Subir escaleras le da a nuestro cuerpo un empujón cardiovascular, incluso si se trata de tramos muy cortos. La consecuencia de esto es que tendremos nuestra frecuencia cardíaca y nuestra capacidad pulmonar siempre a tono, lo que redunda en mayor pérdida de grasa, reducción del colesterol y disminución de la presión arterial.

En cuanto a la parte muscular se refiere, subir escaleras se puede considerar un ejercicio de peso corporal, con beneficios para todo el tren inferior: gemelos, isquiotibiales, cuádriceps, glúteos y abdomen bajo.

Consejos para perder peso divirtiéndote

21. Encuentra un pasatiempo activo

Hacer ejercicio es más que la repetición exhaustiva de una rutina en una sala de máquinas. Virtualmente cualquier actividad dinámica realizada de manera constante puede darnos buenos resultados.

Buenos ejemplos de pasatiempos divertidos y útiles para perder peso son los siguientes:

- Bailar.
- Nadar.
- Caminar sin rumbo fijo.
- Practicar senderismo.
- Ir de pesca.
- Patinar.

22. Usa un rodillo de espuma o haz estiramientos cada día

La flexibilidad es una parte importante de una vida saludable, especialmente cuando se quiere perder peso.

Cuando mantenemos los músculos estirados, prevenimos lesiones y ayudamos a la recuperación muscular después de los entrenamientos, a la vez que ayudamos al cuerpo y a la mente a relajarse.

Un buen método para realizar estiramientos de un modo entretenido, es utilizar un rodillo de espuma para masajear nuestros músculos y articulaciones mientras vemos la televisión.

23. Haz yoga una vez por semana

Aunque no muchos lo sepan, el yoga no solo es un gran método de meditación, sino un entrenamiento completo; después de todo, muchas de sus posturas son, en realidad, ejercicios de peso corporal.

Practicando yoga al menos una vez por semana, en nuestros días libres, pondremos a nuestro cuerpo a realizar un ejercicio que no conlleva desgaste muscular severo, que es entretenido y que además reduce el estrés, lo que deriva en menor presencia de la hormona cortisol, altamente perjudicial cuando queremos perder peso.

24. Prueba una clase de Fitness grupal

Si eres competitivo y sociable, las clases de Fitness y de ejercicios aeróbicos grupales te ayudarán a mantener el interés en los entrenamientos y conocer más gente activa que te mantenga motivado.

También puedes buscar otras actividades como boxeo, muay thai, TRX, parkour o incluso algunas menos convencionales como clases de circo, para aprender a hacer malabarismos y acrobacias en telas. Encuentra una que te motive y practícala con entusiasmo.

25. Da prioridad a las actividades al aire libre

Las actividades al aire libre son más importantes de lo que creemos. Al realizarlas, no solo nos ejercitamos y somos más propensos a socializar, sino que recibimos algo muy importante: vitamina D.

La vitamina D se asimila al contacto con los rayos del sol y está ligada a múltiples funciones relacionadas con la pérdida de peso, tales como:

- Creación de sangre.
- Reducción de la fatiga.

- Control de los niveles de estrés.
- Alivio del dolor muscular.
- Bienestar emocional.
- Absorción de otros nutrientes, como calcio y fósforo.

Practicar kayak, surf, senderismo o escalada son métodos buenos y divertidos para ejercitarse al aire libre.

26. Toma al menos un día para descansar

A pesar de que hemos mencionado muchas actividades complementarias para hacer en los días libres de tu rutina, eso no quiere decir que debas ocupar todos tus días libres. El descanso es vital para reducir el estrés y permitir la recuperación muscular.

Puedes tomarte un día para leer, ver una película o darte una escapada. Solo procura mantener al menos un hábito saludable, por ejemplo: ir al cine caminando.

27. Haz ejercicio durante los anuncios de televisión

En casi cualquier país, los anuncios televisivos rondan los dos o cuatro minutos, un tiempo que parece mínimo, pero al cual se le puede sacar provecho con un poco de fuerza de voluntad.

Aprovecha las pausas de la televisión para hacer ejercicios de peso corporal que activen tu sistema cardiovascular. Puedes realizar un circuito corto de sentadillas y flexiones, por ejemplo. Esto no bastará para hacer que bajes de peso, pero mantendrá a tu cuerpo a tono, menos oxidado.

28. Quema más calorías haciendo tareas del hogar

Barrer, ordenar tu habitación, lavar y organizar la ropa, e incluso salir a cortar el césped parecen cosas pequeñas, pero todas ellas se van sumando en un gran todo de actividad diaria, que llamamos **actividad termogénica no asociada al ejercicio** o NEAT, por sus siglas en inglés.

El NEAT es básicamente un nombre elegante para referirnos a cualquier actividad física no consciente distinta a comer, dormir o hacer ejercicio. Es decir, que si creías que el hecho de levantarte a caminar por la casa buscando un objeto no aportaba nada a tu vida diaria, ya ves que sí.

Hay que reconocer que aumentar el NEAT no basta para que perdamos peso. Sin embargo, es un complemento útil, pues mantiene nuestros músculos activos (incluso a muy pequeña escala) y nuestro sistema cardiovascular trabajando más que cuando estamos haciendo absolutamente nada.

Estos son algunos ejemplos de actividades que aumentan el NEAT:

- Levantarte para cambiar el canal de la televisión.
- Cargar algo pesado.
- Limpiar una alacena.
- Cambiar de lugar los muebles de la casa.
- Subir peldaños.
- Correr tramos pequeños.

Se dice incluso que al permanecer de pie al menos dos horas al día (no tienen que ser consecutivas) estaremos aumentando nuestro NEAT. Esta decisión podría llevarnos incluso a quemar 350 calorías diarias más.

29. Busca complementos para hacer más divertido tu entrenamiento

Es verdad que no tendremos buena disposición todos los días para entrenar. Sin embargo, esto no debe ser excusa para retrasarnos en nuestros entrenamientos.

Busca complementos que hagan más entretenida para ti la hora de entrenar. Si decides entrenar en casa, puedes hacerlo frente al televisor o la computadora, mientras ves un episodio de tu serie favorita. Si en cambio entrenas en un gimnasio, llévate unos audífonos y programa una buena lista de canciones.

Eso sí, sin importar qué hagas para aliviarte el momento de empezar a ejercitarte, procura que sirva como entretenimiento, no como distractor. Si vas a interrumpir un circuito durante dos minutos para buscar una canción en específico que quieras oír, sencillamente estarás tirando el esfuerzo por la borda.

Consejos de nutrición para perder peso

30. Limita la variedad de comidas

Siempre que logres mantener tu tope en la ingesta diaria de calorías, no debería haber problema porque busques variedad de opciones de alimentos saludables. Sin embargo, en algunos casos esta variedad puede resultar contraproducente.

Existen personas que encuentran más difícil controlar la cantidad de alimentos que consumen, cuando tienen una variedad de donde escoger. En estos casos, una mayor cantidad de opciones dispara la ansiedad, en vez de controlarla.

Si eres de quienes encuentra difícil medirse con las comidas, un buen truco es encontrar tres desayunos, almuerzos, cenas y bocadillos que estén en tu rango de ingesta calórica diaria y usarlos para programar tu alimentación de cada semana. De esta manera, evitas que tu cerebro y tu estómago se vuelvan locos con tantas opciones por delante.

31. Dedica al menos 20 minutos para cada comida

Por persuasiva que sea nuestra mente, nunca lo será tanto como para engañar a nuestro cuerpo en ciertos aspectos, y uno de esos aspectos es justamente la saciedad.

Cuando estamos comiendo, nuestro cuerpo demora al menos 20 minutos en liberar leptina (llamada también hormona de la saciedad), que entre otras funciones es la encargada de hacerle saber a nuestro cuerpo que efectivamente hemos comido, y que ya puede darse por satisfecho.

Aunque sabemos que es difícil (vivimos nuestros días en ciclos de ansiedad, después de todo), la recomendación aquí es que aprendas a controlar la respiración y la cantidad de veces que masticas, no llegando al punto en que te duelan las encías, pero sí lo suficiente como para que demores 20 minutos con cada comida completa. Esto no solo te ayudará a liberar leptina efectivamente, sino a tener más conciencia de las porciones de lo que comes.

32. Escribe una lista de compras semanal

Antes de ir al supermercado, haz una lista exacta de las cosas que realmente necesitarás comprar para alimentarte a lo largo de la semana, y aférrate a ella. De ese modo, evitarás que las compras impulsivas arruinen tu déficit calórico.

Otro buen consejo es que nunca vayas al supermercado con hambre. La razón de esto, claro, es que si vas con el estómago vacío estarás más propenso a comprar cualquier alimento poco saludable que se te pase frente a los ojos.

33. Marca tu perímetro en los supermercados

No hace falta ser un experto en ventas para comprender que los supermercados están diseñados para tentar a nuestro estómago y nuestro bolsillo.

Cuando entramos a un supermercado, normalmente al centro y justo frente a nosotros tenemos las zonas de comida poco saludable como galletas o cereales azucarados, repleta de empaques coloridos. A los lados o al fondo, como un poco relegada, suele estar la zona de frutas, verduras, frutos secos y otros productos saludables.

Es evidente que al menos una vez tendrás que pasar junto al pasillo de la comida procesada. No obstante, no hace falta tentarte atravesándolo; es más, ni siquiera te detengas a mirarlo. Limita tus compras solo a los pasillos donde sabes que encontrarás los productos saludables que necesitas.

Si vives en una zona relativamente rural, hacer tus compras en una tienda pequeña o en una feria agrícola es otra buena forma de ir justo por las cosas que necesitas, sin distraerte con carbohidratos y grasas vacías.

34. Limpia y organiza tus alacenas

Si estás empezando tu programa de pérdida de peso, un paso importante es limpiar tu casa de tentaciones, y para esto debes sacar de tu despensa toda la comida basura, el azúcar y alimentos procesados que tengas. Es un cambio drástico, pero necesario.

Una vez que hayas sacado de tu cocina todo lo que no debes

comer, comienza a organizar los productos de modo que las opciones con menos calorías tengan más relevancia, poniendo frutas, verduras y cereales saludables más a la vista que cualquier otro producto.

35. Suscríbete a un servicio de venta de víveres a domicilio

Si estás corto de tiempo o simplemente eres fácil de tentar en un supermercado, una buena opción es contratar un servicio de venta de víveres a domicilio. Las ventajas son muchas, pero lo más importante es que podrás cumplir con tu lista de compras en tanto vayas desarrollando la fuerza de voluntad necesaria para no ceder cada vez que tengas que compras alimentos.

36. Pon a prueba tus alergias a los alimentos

Si has sido consecuente con un programa de alimentación más saludable y aun así no estás percibiendo pérdida de peso en un período de uno o dos meses, es posible que algo más esté interfiriendo, por ejemplo, una alergia.

Consumir alimentos alergénicos puede causar inflamación sistémica y deterioro de la salud intestinal. Igualmente, la sensibilidad a ciertos alimentos también puede generar retención de líquido.

Si sientes que presentas estos problemas, haz una dieta de eliminación para descubrir qué alimento puede estar causando el problema. De ser necesario, acude al médico para realizar una prueba de alergias alimentarias completa.

37. Evita las dietas extremas bajas en calorías

La tentación de ver ganancias más veloces puede llevarnos a probar una dieta ocasional que sea extremadamente baja en calorías. Sin embargo, debemos insistir nuevamente en que esto no solo es inútil, sino que puede ser contraproducente.

Un estudio (Foster, G. et al. 1990), comparó la pérdida de grasa corporal en dos grupos de mujeres obesas. El primer grupo consumía un promedio de 1200 calorías al día, mientras que el segundo consumía 500. Durante las primeras 8 semanas del estudio, las mujeres del grupo más restrictivo tuvieron una pérdida superior al grupo más flexible, pero al cabo de 24 semanas esto se invirtió, y las mujeres que consumieron 1200 calorías acabaron perdiendo más grasa que las del grupo de 500.

El estudio al que nos hemos referido parece evidenciar lo que ya muchos nos han dicho: que una dieta moderada en calorías es mucho más sostenible que una dieta extrema, y que además plantea mayor beneficios para el metabolismo.

38. Come huevo en el desayuno

Se ha demostrado que incluir una buena fuente de proteína en el desayuno ayuda a reducir la ansiedad y a aumentar la saciedad y la energía durante el resto del día. En este sentido, consumir huevos es una gran opción, especialmente en preparaciones más saludables, como haciéndolos cocidos en agua.

Si eres alérgico al huevo, puedes buscar otra proteína para el desayuno, como el requesón, el suero de leche o proteína vegana.

39. Prioriza la proteína magra

No nos cansamos de decirlo: la proteína, especialmente la proteína magra, es la reina de la pérdida de peso. Ella no solo nos mantiene llenos por más tiempo, sino que nos da más energía para completar satisfactoriamente nuestros entrenamientos y regula los niveles de azúcar en la sangre.

Estos son los mejores ejemplos de proteína magra:

- **Queso requesón**: 12% de proteínas y solo 4% de grasa.
- **Clara de huevo**: 11% de proteínas con 0% de grasa.
- **Atún al natural**: 23% de proteína y solo 1% de grasa.
- **Lentejas**: 15% de proteína y 1% de grasa.
- **Pescado blanco**: 10%-20% de proteína y menos del 5% de grasa.

Además de esto, otros tipos de proteína como la carne de aves de corral o cortes de carne de res con poca grasa son buenas fuentes también.

40. Evita las mezclas de frutos secos

Los frutos secos como las nueces son fuentes de proteína, antioxidantes y grasas saludables. Sin embargo, las mezclas que se venden en supermercados, que contienen chocolates, maní o pasas, suelen venir con azúcar, sal y otros elementos calóricamente densos.

Para poner un ejemplo, se estima que 200 g de una mezcla de frutos secos de este tipo puede contener hasta 1000 calorías, con lo que ya no resulta tan inofensiva. Por ese motivo, lo mejor es comprar los frutos secos por aparte y siempre al natural.

41. Come ensaladas para el almuerzo o cena

Las ensaladas son un gran complemento para la proteína en cualquier hora de comida, especialmente cuando se hacen a base de vegetales verdes como la lechuga o el brócoli, que aportan más fibra y agua al cuerpo.

La única recomendación adicional que hacemos es que no adereces tus ensaladas con mayonesa, sal en exceso o aceites de girasol o palma. En su lugar, escoge aderezos saludables como los que te recomendamos a continuación:

- Aceite de oliva.
- Pimienta en bajas proporciones.
- Vinagreta de frambuesas.
- Vinagreta de jarabe de arce.
- Yogur griego.
- Miel.
- Jengibre.
- Menta.
- Zumo de lima.

42. Elige condimentos bajos en calorías y altos en sabor

La mostaza y la salsa picante son buenos ejemplos de condimentos que aportan bastante sabor a las comidas, sin aumentar tus niveles de azúcar y colesterol, como sucede con la salsa kétchup o la mayonesa comercial.

Otros condimentos a evitar son las salsas como la teriyaki o la de barbacoa, ya que se suelen preparar con altos grados de azúcar.

43. Come alimentos fermentados

Alimentados fermentados como el kimchi, el chucrut, el kéfir y el yogur ayudan a mejorar tu salud intestinal, a la vez que reducen tus ansias de consumir azúcar y mejoran la presión arterial.

Otros alimentos fermentados que debes consumir son bebidas como el kombucha, el agua de coco y el kvas.

44. Busca alternativas saludables para las comidas que te gustan

Una hamburguesa preparada en algún sitio de comida rápida te hará ganar peso indiscutiblemente; mientras que una hamburguesa casera, preparada con ingredientes sanos como pan integral, sustitutos de carne vegetariana y pocos condimentos, puede ser una buena opción para no renunciar a tus comidas favoritas.

Buscar ingredientes con los que puedas realizar tus platos favoritos sin exceder el consumo de calorías, es una gran idea para engañar a tu cuerpo, lo cual te ayudará a prolongar tu dieta sin mayores inconvenientes.

45. Busca edulcorantes saludables para tus bebidas

No es un secreto que el azúcar refinada es una de las causas principales de la obesidad en el mundo, razón por la cual son cada vez más las personas y empresas que promueven sustitutos saludables para ella.

No basta con cambiar de bebidas gaseosas a bebidas gaseosas bajas en azúcar; se trata de empezar a realizar tus propias bebidas, utilizando solo edulcorantes naturales para acompañarlas.

Los siguientes son buenos ejemplos de edulcorantes saludables que deberías probar:

- Azúcar de caña integral (no procesada).
- Miel.
- Jarabe de arce.
- Jarabe de agave.
- Melazas de cereal.
- Hojas de stevia.

Las frutas también aportan un tipo de azúcar llamado fructosa. Sin embargo, su consumo en forma de zumo para endulzar es poco recomendable, pues evita que recibamos los beneficios de la fibra que contiene la pulpa.

46. Bebe un vaso de agua antes de cada comida

Otra manera en que el agua puede ayudarnos a perder peso es si establecemos el hábito de beber uno o dos vasos de agua antes de cada comida. De este modo, nos sentiremos más llenos y menos ansiosos a la hora de comer, lo que evitará que nos sobrealimentemos.

El consejo, entonces, es elevar el consumo de agua a por lo menos 8 o 12 vasos diarios, especialmente antes de las comidas principales.

47. Bebe café negro

El café tiene ciertas propiedades que favorecen la oxidación de las grasas y la pérdida de peso. Una razón para esto es que la cafeína activa el sistema nervioso simpático, lo que favorece la pérdida del tejido adiposo.

Nuestra recomendación es que si bebes café, procura que sea negro y estrictamente sin azúcar. Si te resulta muy fuerte su sabor, también puedes probar agregándole un toque de canela o vainilla, que minimicen un poco su sabor fuerte al hacerlo más agradable al olfato.

48. Elimina el café después de las 15:00 horas

Beber café en la tarde puede interferir negativamente en tu ciclo de sueño, con las consecuencias de estrés y falta de energía que ya conocemos. Lo razón de esto es que la cafeína bloquea el receptor de adenosina, que es un compuesto que interviene no solo en el acto de dormir sino en la transmisión de energía desde el cerebro a otras áreas del cuerpo.

Lo más recomendable es consumir una o dos tazas de café 12 horas antes de la hora de dormir, y luego cortar el consumo por completo cuando falten siete o seis horas. Es decir, que alrededor de las 15:00 horas, el consumo de café debería eliminarse.

49. Elimina el alcohol

Si realmente quieres perder peso, es importante hacer cambios de todo tipo, y reducir el consumo de alcohol es parte de ese proceso.

Las bebidas alcohólicas no solo son una fuente importante de calorías (100 ml de whisky, por ejemplo, contienen alrededor de 230 calorías), sino que entorpecen el modo en que nuestro cuerpo metaboliza las grasas, haciéndonos ganar peso.

50. Lleva un registro detallado de tus antojos

Los antojos alimentarios están ligados no solamente a factores de nuestra digestión o metabolismo, sino a factores hormonales y emocionales, y esto se aplica tanto si eres una mujer embarazada o un atleta de halterofilia.

Cada vez que tengas un antojo notable por algún tipo de comida, escríbelo describiendo todo el entorno: con quién estabas, qué hora era y cómo te sentías en ese momento. De ese modo podrás identificar fácilmente cuáles son las causas posibles de tus antojos. Con el tiempo, también podrás minimizarlas.

51. Compra platos pequeños

Comer en platos y tazones grandes puede llevarte a comer más de la cuenta. La razón de esto es principalmente visual y psicológica: si tu cerebro ve una porción de comida en un plato grande, la percibirá como más pequeña de lo que en verdad es.

Como dato curioso, la práctica de comer en platos pequeños parece estar bastante extendida en zonas azules del planeta, dónde las personas suelen ser más longevas. Aunque no se puede establecer una relación directa entre ambos hechos, es una posibilidad interesante.

52. Cepíllate los dientes después de cenar

Además de ser una cuestión de higiene y de salud bucal, cepillarte los dientes después de cenar te ayudará a no despertar en mitad de la noche para ir en busca de comida.

Cepillarse antes de dormir también activa un reflejo inconsciente: por fuerza de la costumbre, nuestro cerebro percibe esto como una señal de que ya es hora de dormir, lo que te ayudará a estar más dispuesto para descansar.

53. Prepara las comidas de la semana desde el domingo
Comer en casa nos da mayor control sobre las calorías de lo que comemos. Sin embargo, no todos disponemos de suficiente tiempo a lo largo de la semana como para poder preparar todas las comidas del día en el hogar.

Los granos y la proteína animal pueden prepararse y luego guardarse en recipientes dentro del congelador, sin ningún riesgo de salud y sin que pierdan sabor. En cuando a los vegetales, siempre que se guarden secos se pueden dejar dentro de la nevera, cortados en las porciones necesarias para prepararlos justo en el momento en que se vayan a consumir, lo cual no nos quitará demasiado tiempo.

54. Lleva siempre tu almuerzo al trabajo
Si cuentas con un microondas en tu lugar de trabajo, aprovéchalo y lleva el almuerzo preparado desde tu propia casa. Si has cocinado proteínas y carbohidratos desde el domingo, esto no debería resultar un problema.

Un buen ejemplo de un almuerzo saludable para llevar el trabajo es una pechuga de pollo a la parrilla, con patatas dulces y verduras asadas. Es nutritivo, no deja un olor concentrado y te mantendrá con energía.

55. Ten siempre un snack saludable en el trabajo
Si las condiciones de tu sitio de trabajo lo permiten, no sería una mala idea tener siempre un snack a la mano, para cuando te ataque un antojo imprevisto.

Estos son buenos ejemplos de snacks saludables:

- Una manzana.
- Puré de garbanzo y verduras.
- Yogur griego con bayas.
- Frutos secos naturales.

- Huevos duros.

56. Come o cena fuera de casa 2 veces por semana como máximo

Por sus ingredientes y métodos de preparación, la comida en restaurantes está diseñada fundamentalmente para saber bien, no para ser saludable.

Un estudio de la Universidad de Illinois en Urbana-Champaign (2015) encontró que comer en restaurantes provoca la asimilación de alrededor de 200 calorías más que cuando comemos en casa, y puede llevarnos a perder la línea de la cintura rápidamente, sin importar si vamos a un sitio de comida rápida o a un restaurante más tradicional.

Limita tus visitas a restaurantes a solo 2 veces por semana, siempre optando por los platos más saludables.

57. Di "no" a la cesta de pan

En muchos restaurantes (italianos y orientales mayormente), existe una costumbre muy extendida de dar a los clientes una cesta pequeña de pan, a modo de entrada. ¡Recházala!

Las entradas basadas en carbohidratos vacíos no solo representan un consumo de calorías extra, sino que jugarán en nuestra contra y nos harán comer más. Esto se debe a que al comer una porción pequeña de comida, nuestro cuerpo se activa para comer, pidiendo más. Luego pasan unos minutos mientras esperamos el plato principal, en que nos vamos llenando de ansiedad. Lo que sucederá es que cuando empecemos a comer, estaremos tan ansiosos que acabaremos comiendo rápidamente, quedando con hambre.

58. Pide siempre vinagre o aceite como aderezo

Los aderezos cremosos en restaurantes suelen ser hecho a base de mayonesa, no a base de yogur griego o cualquier otra alternativa saludable. Por tanto, también debes evitarlos.

Siempre que pidas una ensalada, pregunta cómo es su aderezo: si es dulce, pregunta si usan miel o azúcar refinada; si es salado, pregunta si lleva algún tipo de grasa.

Los aderezos más confiables que puedes pedir en un restaurante son el aceite de oliva y el vinagre balsámico. Otras opciones son nueces, semillas, frutos secos o quesos bajos en grasa, pero nunca debes abusar de ellas.

59. Pide todo a la parrilla, nunca frito
No es un secreto que los alimentos fritos contienen mucha más grasa que los alimentos a la parrilla: de hecho, estamos hablando de un 40% más de grasa, y esto se aplica de igual forma para la proteína y para los carbohidratos.

60. Pide siempre al vapor, no salteado
Preparar algo al vapor significa que será cocido en agua hirviendo; saltear, en cambio, se refiere a la cocción de alimentos en grasa (mantequilla o aceite) a fuego alto.

Siempre que tengas la oportunidad, pide tus alimentos al vapor, por ejemplo, las verduras. Los nutrientes se conservarán mejor y no obtendrás exceso de grasa innecesaria.

61. Personaliza tus platos
Cuando vayas a un restaurante, pregunta siempre si es posible cambiar los contornos: si se ofrece una pechuga a la parrilla con papas fritas, pregunta qué otras opciones hay para acompañarla, como ensaladas o verduras al vapor.

No muchas personas saben esto, y acaban desechando un plato sin saber si se trata de uno cerrado (que solo sale como aparece en la carta) o abierto (con derecho a modificaciones por parte del cliente).

62. Elimina los segundos platos
Cuando se está en un buffet, es fácil caer en la tentación de servirse más de una vez para probar la variedad de opciones que hay. Por aburrido que pueda sonar, la verdad es que esto no es nada recomendable si lo que buscamos es mantener una ingesta calórica baja.

El modo correcto de servirse, en un buffet o en cualquier situación, es llenar la mitad del plato con vegetales, un cuarto con proteínas (puede ser más de un tipo) y el cuarto del plato restante con algún carbohidrato saludable.

63. Aprende un plato saludable de cada tipo de cocina

Si vas a un restaurante étnico, es útil informarte previamente de opciones saludables que te puedan servir. Así, aprender un poco de cocinas populares como la peruana, la italiana, la libanesa o la tailandesa, te ayudará a saber rápidamente qué opciones elegir, incluso si los nombres del menú no son muy específicos.

Un ejemplo de esto sería ir a un restaurante italiano y pedir la pasta al burro (que normalmente se prepara solo con ajo, aceite de oliva y parmesano), en vez de pedirla en salsa carbonara (que lleva crema de leche, queso, huevo y panceta).

64. Si vas a viajar, lleva tu propia comida contigo

Bien sea que te traslades en avión o en coche, lleva tu propia comida cuando vayas a hacer un viaje de varias horas. Esto te ayudará no solo a mantener baja tu ingesta de calorías, sino que te permitirá comer en los lapsos de tiempo que tú decidas.

65. Consume agua cuando viajes

Durante un viaje, nuestro cuerpo debe permanecer sin mayor actividad durante varias horas. Para evitar que esto resulte contraproducente para tu sistema digestivo y otras funciones, debes tomar al menos un vaso de agua cada hora.

Si viajas en avión por varios husos horarios, estar correctamente hidratado también te ayudará a reducir los síntomas del jet-lag.

66. Ayuna durante los viajes cortos

Mantenerse correctamente alimentado a lo largo del día es muy importante. Sin embargo, un viaje corto de unas tres o cuatro horas puede ser una buena oportunidad para practicar el ayuno.

Los ayunos cortos y ocasionales (no largos y constantes) pueden tener beneficios para el cuerpo, al permitir que el sistema digestivo descanse un poco.

Consejos de estilo de vida para perder peso

67. Ve a la cama antes de medianoche

La calidad del sueño se ve afectada por el ritmo circadiano, que son los cambios por los que atraviesa nuestro cuerpo con los cambios de luz y temperatura a lo largo de las 24 horas que dura el día. Nuestro cuerpo, pues, biológicamente funciona al ritmo del reloj.

Cuando nos acostamos después de la medianoche, alteramos nuestro ritmo cicardiano, lo cual está relacionado con mayor riesgo de enfermedades cardíacas y obesidad. Lo ideal, sería estar en la cama cuando llegue la primera oleada de sueño, que suele ser unas dos o tres horas antes de la medianoche.

68. Duerme en un lugar fresco y oscuro

La luz y la temperatura son otros factores que afectan al ritmo circadiano.

Durante miles de años, los seres humanos hemos estado acostumbrados a pasar nuestras noches entre oscuridad y bajas temperaturas, algo que ni siquiera la calefacción y la luz eléctrica han podido cambiar. Así, debemos darle a nuestro cuerpo aquello a lo que viene acostumbrado durante generaciones: oscuridad y frescura.

Otra razón por la que esto es importante, es el hecho de que la producción melatonina (útil para hacernos dormir) se inhibe cuando estamos en presencia de luz.

69. Baja las luces antes de dormir

Nuestro cuerpo es una máquina de costumbres, y como tal siempre está buscando señales rutinarias para activar distintos procesos.

Una buena manera de decirle a tu cuerpo que se disponga a dormir, es bajar las luces de la casa una o dos horas antes de meterte en la cama. Esto hará que estés "preparado" para cuando llegue el momento de conciliar el sueño.

70. Apaga la tecnología en las noches

Antes de dormir, recuerda apagar toda la tecnología que tengas alrededor, especialmente las pantallas.

La luz de las pantallas de los teléfonos móviles, televisores y computadoras, recrean en menor escala el efecto de los rayos del sol. Al percibirlas, tu cerebro asumirá inconscientemente que aún es de día, manteniéndote en un estado de alerta con el que difícilmente podrás dormir bien.

71. Termina el día leyendo un libro

Leer un libro cuando falten unas tres horas para dormir, es un buen método para que tu mente descanse de las preocupaciones del día y se disponga a dormir plácidamente.

Lo ideal sería leer un libro en formato físico. No obstante, si el libro que quieres leer solo lo encuentras en digital, puedes buscar una aplicación de lectura que ayude a mitigar el impacto de la luz azul de la pantalla.

72. Controla tu estrés revisando tus hormonas con un análisis de sangre

El estrés no es una cuestión exclusivamente emocional o psicológica: desequilibrios hormonales también pueden hacernos sentir depresión, ansiedad y otros síntomas asociados a él.

Si tu cortisol es alto, tus glándulas suprarrenales no trabajan bien, o tienes deficiencia de vitamina D-3 o B12, experimentarás baja energía y dificultad para perder peso.

Trabaja con un médico para prevenir todo esto, y hazte un análisis de sangre periódico, con el fin de detectar y corregir cualquier posible flaqueza a nivel hormonal.

73. Recibe un masaje semanal

La hormona del cortisol es conocida también por contribuir a la degradación y dolor muscular. Curiosamente, este proceso parece funcionar a la inversa, es decir, que cuando ayudamos a nuestros músculos a recuperarse, la influencia del cortisol también se revierte.

Nuestro consejo es que recibas un masaje al menos una vez por semana, especialmente después de haber terminado tu entrenamiento semanal: esto ayudará a tu recuperación muscular y reducirá tus niveles de estrés durante el fin de semana.

74. Medita o practica respiración profunda en las mañanas

Pocas veces notamos el impacto que respirar tiene sobre nuestras vidas. La verdad es que al realizar esta función tan cotidiana, no solo le damos a nuestra sangre el oxígeno que necesita, sino que marcamos el ritmo de nuestras vidas; un ritmo que evidentemente repercute en cómo trabajará nuestro cuerpo.

A través de prácticas como la respiración lenta y profunda, tomamos más control sobre el ritmo de nuestro sistema nervioso central, lo que redunda en mayor control del estrés. Por otra parte, también estaremos ayudando a nuestro cuerpo en lo siguiente:

- Aumento de la cantidad de sangre.
- Mejor capacidad para digerir los alimentos.
- Rejuvenecimiento de las glándulas pituitarias y pineales.
- Relajación de los órganos de la zona abdominal.
- Mayor elasticidad en pulmones y tórax.
- Mayor facilidad para oxidación de las grasas, debido a mayor presencia de oxígeno en la sangre.

El consejo es iniciar cada mañana guardando al menos cinco minutos para respirar lentamente y a conciencia, con los ojos cerrados y sin distracciones. Si lo deseas, puedes aprovechar este tiempo para realizar ejercicios de meditación: ellos ayudarán a tu mente a despejarse de preocupaciones, permitiéndole estar más enfocado a lo hora de afrontar cada tarea del día.

75. Carga un bolso deportivo cuando vayas a trabajar

Una buena manera de hacer del entrenamiento una parte fundamental de tu vida, es incorporarlo poco a poco a todas las actividades que realizas, por ejemplo, el trabajo.

Si no puedes entrenar en las mañanas antes de ir al trabajo, carga contigo el bolso con todos los implementos que necesitarás para ir al gimnasio. Esto no solo te permitirá estar más enfocado, sino que te evitará la tentación de poner excusas para no ir luego, como: "no tengo tiempo de pasar por la casa y volver".

76. Lleva tu ropa de entrenamiento cuando salgas de viaje

No hay necesidad de dejar entrenar cuando se sale de viaje por trabajo o por placer: incluso si no consigues un hotel con gimnasio, es bastante fácil encontrar una rutina corta de peso corporal que puedas realizar en tan solo diez minutos, sin tener que dejar la habitación del hotel.

Si guardas en tu maleta tu ropa y un par de zapatillas, también podrás aprovechar para hacer algo de turismo saliendo a correr o caminar.

77. Considera comprar un escritorio sit-to-stand

Desde hace ya muchos años, escritores famosos como Ernest Hemingway o Charles Dickens proclamaban los beneficios de trabajar de pie, utilizando pupitres elevados. Para ellos, este hábito no solo ayudaba a liberar la imaginación, sino que los hacía sentir mucho más vigorosos al final de la jornada. Al parecer, tenían razón.

Con los años, la medicina ha encontrado que las personas que trabajan más tiempo de pie no solo tienen menor riesgo de desarrollar padecimientos de la columna, sino que queman más calorías. No obstante, si abusamos de este hábito podríamos acabar con dolencias, várices o arterioesclerosis. Lo mejor, entonces, es buscar un punto medio.

Si tu trabajo te obliga a permanecer muchas horas sentado, conseguir un escritorio sit-to-stand podría ser una gran solución. Este tipo de escritorios cuentan con altura ajustable, lo que te permitirá permanecer de pie o sentado durante el tiempo y forma que desees.

78. Da un paseo de 30 minutos después del almuerzo

Cuando nos encontramos en pleno proceso digestivo, la sangre se pone a trabajar para ayudar a nuestros órganos a procesar los alimentos, y un poco de oxígeno extra le puede resultar bastante útil.

Dar un paseo corto después del almuerzo, de 20 o 30 minutos, no solo puede darle a nuestro cuerpo el oxígeno que requiere, sino que ayudará a relajarnos y a disminuir los niveles de azúcar en la sangre. A su vez, también es una gran excusa para recibir algo de vitamina D.

79. Párate y camina cuando estés haciendo llamadas

Hacer llamadas no tiene que ser una actividad sedentaria. Una conversación telefónica larga de 20 minutos o más puede ser una gran excusa para ponerte a caminar, incrementando el NEAT y poniendo a trabajar la capacidad de concentración.

Si vas a realizar una conferencia por videollamada, puedes buscar un sitio al aire libre para hacerla. De este modo seguirás dándole reservas de vitamina D a tu cuerpo.

Consejos motivacionales para perder peso

80. Comienza con dos metas fijas

Establecer metas tiene que ser una prioridad para ti. Estas deberán ser lógicas, posibles y medibles, de modo que tengas la seguridad de que podrás alcanzarlas. Esto te motivará a seguir avanzando.

Un buen consejo es empezar estableciendo dos metas que engloben de manera general todo lo que quieres alcanzar. Una de estas metas debe ser de rendimiento y la otra de composición corporal. Por ejemplo: poder hacer series de 20 flexiones de brazos seguidas en 3 meses y perder 7 kg en 3 meses.

Para darte mayor motivación, escribe las dos metas que escojas y ponlas en un lugar visible como la puerta de la nevera o junto al teclado de la computadora.

81. Escribe por qué tus metas son importantes para ti

Nadie establece metas sin tener un objetivo mayor por alcanzar. Sin embargo, es común que muchas personas pierdan de vista ese objetivo.

Es un fenómeno normal: los seres humanos evolucionamos y cambiamos de prioridades constantemente, pero es un hecho que si no tenemos claridad es más fácil que perdamos el rumbo de lo que queremos lograr.

Para luchar contra este fenómeno, lo mejor es escribir de manera detallada (de tu puño y letra, preferiblemente) a qué se debió exactamente que tomaras la determinación de querer adelgazar en primer lugar. Escríbelo y mantenlo en un lugar privado pero que revises cotidianamente, de modo que siempre lo puedas recordar.

82. Crea pequeñas metas para cada semana

Tu gran meta es perder grasa y tener un cuerpo definido, pero esta nunca se concretará si no cumples pequeñas metas específicas cada día y cada semana.

Establece una meta distinta para cada semana que vaya a comenzar. Estas deberán estar enfocadas en corregir posibles errores que vayas detectando.

Ejemplos de metas útiles para cada semana serían llegar a siempre a determinada hora al gimnasio, aumentar la distancia en el entrenamiento de running o simplemente añadir unas cuantas repeticiones más a tal o cual entrenamiento.

83. Haz un seguimiento estadístico de tu cuerpo

Una de las primeras cosas que debes hacer cuando empieces con tu entrenamiento es anotar todas tus estadísticas, como:

- Medida de cintura, pecho y caderas.
- Peso inicial, y día y hora en que te pesaste.
- Porcentaje de grasa corporal.

A medida que vayas avanzando, deberás hacer seguimiento a esos números. Tendrás que tomar tus medidas y peso una vez por semana, siempre a la misma hora y día de la semana. El porcentaje de grasa corporal también lo debes seguir midiendo, pero solo una vez cada mes.

Todos estos datos deberás guardarlos en un registro personal, desde el primer día en adelante.

84. Toma fotos de tu progreso

Los números y las fechas están bien para empezar, pero no hay nada como un apoyo visual para mantenerte realmente motivado.

Muchas personas no logran percibir frente al espejo la pérdida de masa que están teniendo. Esto se debe a que al mirarse frecuentemente todo se relativiza, y es más difícil notar los pequeños cambios que se van dando.

Lo mejor es dejar un poco de lado el espejo y en su lugar marcar períodos de tiempo constantes para tomar unas cuantas fotografías, de frente y de perfil. Puede ser una vez cada semana o una vez cada dos semanas. Lo importante es que sean períodos constantes.

85. Enfócate en seguir tu plan, no en perder peso

Establecer pequeñas metas semanales o mensuales de pérdida de peso está muy bien para mantener el enfoque y notar el progreso. No obstante, esto no debe convertirse en una obsesión.

Como ya hemos visto, la pérdida de peso durante el entrenamiento puede ser muy rápida al principio y más lenta después. Si medimos el éxito o fracaso de nuestro esfuerzo por estas subidas y bajadas, sencillamente no lograremos mantener la motivación.

El éxito de nuestro entrenamiento debe ser el hecho de cumplir con el entrenamiento en sí mismo. Lo demás, nuestro objetivo mayor, vendrá por añadidura.

86. Inscríbete para participar en una carrera de 5 kilómetros

La motivación social es un aspecto que no podemos obviar al entrenar.

Un buen método para motivarte y entrar en contacto con otras personas es inscribirte en una carrera de 5 kilómetros. La gran ventaja que plantean estas carreras es que tienen todas las características de una competición, pero realmente la gente no va por competir: van para demostrarse a sí mismos y a los otros que su esfuerzo ha dado frutos, y que son capaces de cruzar la línea de meta. Es, pues, una gran oportunidad para dejar que la motivación de otros te invada también.

Los programas de entrenamiento para este tipo de carreras suelen durar entre ocho y doce semanas, con lo que tendrás un buen entrenamiento para dar variedad al que ya haces.

87. Inscríbete para participar en una carrera espartana

Mucho más competitiva y extrema que una carrera 5K, una carrera espartana retará a tu cuerpo a través de una pista de obstáculos que miden todo lo que un atleta debería desarrollar: resistencia, fuerza, velocidad y agilidad.

Estos son algunos de los retos que encontrarás en una carrera espartana:

- Reptar bajo alambres de púas.
- Lanzamiento de jabalina.
- Correr entre barro.
- Levantar objetos pesados.
- Superar colinas.
- Saltar sobre fuego (en algunos casos).

A pesar de lo extremo que todo esto pueda sonar, las carreras espartanas en realidad son eventos deportivos, donde las personas igualmente acuden no para competir a muerte (aunque lo parezca), sino para compartir su pasión por ir más allá, retando a su cuerpo de formas peculiares, principios que sin duda te ayudarán a sentirte motivado.

88. Encuentra a un compañero de entrenamiento

Acudir solo a un gimnasio puede ser una experiencia abrumadora: aunque no es ciencia pesada, ciertamente hay mucho por aprender y ese proceso puede ser estresante si se vive solo.

Lo mejor es encontrar un compañero de entrenamiento, alguien de tu círculo de conocidos que comparta metas similares a las tuyas. Con algo de suerte, ambos os complementareis y podréis motivaros mutuamente para no desistir mientras dais los primeros pasos.

89. Haz amigos activos

Si de momento no conoces a alguien que entrene o esté dispuesto a comenzar a entrenar, trata de comenzar a buscarlo en otros lugares.

Además de tratar de interactuar más con las personas del gimnasio (dejando de lado los audífonos o el Smartphone por un momento, por ejemplo), puedes probar uniéndote a un club o tomando clases de algún deporte que te guste. La ventaja de estos sitios es que encontrarás personas con gustos más específicos y similares a los tuyos.

Buenos ejemplos de lugares para hacer amigos activos físicamente es en una clase de natación o tenis, o en un club de fútbol amateur (de tu empresa, si lo hay).

90. Comenta con tus amigos sobre tus metas
Hablar con tus amigos sobre las metas y logros que tienes es un buen método para motivarte. No solo se trata de que ellos te den ánimo; también se trata de entablar un compromiso, a través de lo que podríamos llamar una obligación social.

Si más personas saben que tu meta es perder diez kilos en tres meses, difícilmente podrás hacer la vista gorda al respecto.

Otro método útil es contar tus progresos a través de internet: si tienes suficiente confianza o quieres crear más compromiso, publicar tus avances en tus redes sociales o un blog puede ser una gran forma de recibir y darte motivación.

91. Haz una lista de reproducción para tus entrenamientos
Si eres de las personas que se motivan más escuchando música, sin llegar a distraerse, hacer una lista de reproducción puede ser un buen complemento para tus entrenamientos.

Ahora bien, es importante que sepas escoger el tipo de música que vas a oír: en situaciones normales te puede gustar escuchar baladas suaves o algo de jazz, pero esos géneros te servirán de poco o nada al entrenar. Lo mejor es optar por música más dinámica, como rock, hip hop o electrónica.

92. Mira un video motivacional antes de entrenar
Existe una razón por la que los videos de demostración de ejer-

cicios o famosos entrenando son tan populares en internet: el hecho de ver a alguien haciendo bien lo que nos proponemos intentar, es un gran impulso para entrenar mejor y más duro por nuestra cuenta.

Antes de realizar un día de entrenamiento, busca videos de atletas, culturistas o celebridades que admires ejecutando los ejercicios que piensas hacer. Mejorarás tu técnica y recordarás a dónde quieres llegar.

93. Mira una imagen motivacional

Busca una imagen positiva o importante sobre el deporte que entrenas. En este caso, claro, los beneficios son los mismos de cuando se ve un video.

Si te gusta el levantamiento de pesas, busca una foto de algún atleta de halterofilia destacado. En el boxeo, la imagen del mítico momento de Muhammad Alí venciendo a Sonny Liston no debería faltar en tu pared mientras entrenas. Los ejemplos son muchos, pero lo importante es que mantengas a tus ídolos cerca.

94. Lee una frase motivacional

Una frase motivacional no tiene que ser una expresión gastada sobre la importancia del esfuerzo, sino frases que realmente toquen tu fibra más sensible y te recuerden por qué vale la pena todo el trabajo que realizas al entrenar.

Buenos ejemplos de frases motivacionales son testimonios donde personas que hayan llegado lejos hablen sobre fuerza, adversidades, coraje o determinación.

95. Adopta el Kaizen

El Kaizen (literalmente "cambio a mejor", en japonés) es una filosofía de vida que plantea que todos los días tenemos que ser un poco mejores. No se trata de aspirar a ser perfectos, sino de vivir bajo la conciencia de que se puede hacer un poco más, correr un poco más, enfocarse un poco más.

Adopta este modo de pensar y llévalo no solo a tus entrenamientos, sino a tu dieta, a tu modo de dormir y a cada aspecto importante de tu vida.

96. Visualiza tu éxito

Practica con ejercicios de imaginación y visualización, pensando cómo te verás cuando alcances tus objetivos. Esto es importante y se aplica para lo mínimo y lo máximo: no se trata solo de imaginarte con tu cuerpo soñado, sino de verte a ti mismo haciendo con eficacia cada uno de los ejercicios que te propongas.

97. Busca siempre información nueva

La ciencia no solo avanza para la computación o la física: los entrenamientos deportivos cada vez se hacen más completos y novedosos, y es importante que vayamos al día con ellos.

Buscar siempre información relevante y actualizada a través de páginas fiables, que basen sus recomendaciones en la opinión de expertos y en estudios científicos serios, es un paso importante para lograr tus objetivos.

98. Cuelga los pantalones en un lugar visible cuando ya no te queden

A medida que avances en tus resultados, la ropa que vayas dejando de usar será como las huellas de todo el camino que has recorrido. No debes tirarla ni modificarla; cuélgala en un sitio visible de tu armario, como símbolo de tu éxito.

Los pantalones viejos juegan un papel importante en tu motivación, pues normalmente es a través de ellos que notamos más cómo ha sido nuestra pérdida de masa. Si entrenas en casa, pon uno de estos pantalones en la habitación donde entrenas.

99. Apuesta con otras personas sobre tus objetivos de pérdida de peso

Si eres bastante competitivo, no te costará encontrar personas con tus mismos objetivos de pérdida de peso que quieran apostar al respecto.

Para los que prefieren apostar con dinero en mano, existe una aplicación llamada PactApp que ha ganado popularidad últimamente. Funciona como un centro de apuestas para atletas, en el que cada cual busca un grupo de personas con objetivos similares a los suyos, se fija un monto de participación por persona, se establece un objetivo común y al final quien lo cumpla en el menor tiempo se lleva el dinero de todos.

Es un reto, ciertamente, pero te garantiza estar motivado al 100%.

100. Lleva el registro de cuánto dinero has ahorrado

Lo reconozcamos o no, el dinero es una gran motivación en casi cualquier aspecto de la vida, y la salud no queda por fuera de esta ecuación.

Una buena manera de motivarte es llevar un registro de tus gastos. Comienza a hacerlo unas semanas antes de empezar con el programa de entrenamiento y mantenlo durante todo el tiempo que continúes entrenando. Al cabo de un par de meses, verás lo que gastabas en comida chatarra o restaurantes y lo compararás con lo que has invertido en el gimnasio (eso sin contar los beneficios para la salud), y verás que has tomado una gran decisión.

CAPÍTULO 3. EL CAMBIO EN TU DIETA QUE EVITARÁ QUE TE ESTANQUES AL PERDER PESO

Nos hemos referido anteriormente al estancamiento que se sufre luego de las primeras semanas de haber empezado un entrenamiento. Este es un tema importante, pues es una de las principales razones por las que muchas personas dejen de entrenar.

El cuerpo pierde tanto glucógeno y tanta agua al principio, que la pérdida de volumen es bastante rápida en relación con lo que sucede semanas después. Este volumen que se pierde, claro, no es por completo grasa; la verdadera lucha por quemar la grasa empieza en las semanas posteriores, siendo un proceso más lento, que acaba por desesperar a muchos novatos.

Hay muchos otros factores que pueden provocar el estancamiento en la pérdida de peso. Uno bastante importante tiene que ver con la adaptabilidad de nuestro metabolismo.

Cuando empezamos a entrenar, bastan unos cuantos cambios para que nuestro metabolismo se vea trastornado. La pérdida calórica resulta muy fácil en este período, con lo que un consumo de proteína de 1,6-1,8 g por kg corporal y una ingesta de calorías alrededor de unas 20 por cada kg de peso corporal, son suficientes para conseguir grandes resultados en casi cualquier individuo.

Lo que ocurre es que este nivel más bien medio de consumo de calorías y proteína actúa como un choque para el metabolismo, pero nuestro cuerpo se adapta fácilmente a cualquier circunstancia. En este caso, el cuerpo nota que recibe menos calorías y responde disminuyendo los volúmenes de la **leptina**, hormona que hemos nombrado anteriormente la cual es una de las encargadas de quemar la grasa. Es decir: a menos leptina, menos grasa se quemará.

Muchos se preguntarán si al llegar a este punto es necesario reducir más la ingesta de calorías. ¡En absoluto! Como ya hemos visto, las dietas muy restrictivas no solo no son sostenibles en el tiempo, sino que son contraproducentes y solo agravarían el problema.

La solución a este estancamiento metabólico tiene nombre y apellido: se le conoce como **ciclado de carbohidratos**, y es uno de los métodos de nutrición que más vas a usar a lo largo de todos tus entrenamientos de definición.

¿Qué es el ciclado de carbohidratos?

De lo dicho hasta ahora, hay una primera consideración importante que no podemos dejar de hacer: nuestro cuerpo funciona como una máquina de adaptación, que en ocasiones solo reacciona ante grandes choques y estímulos.

En el caso del metabolismo, este trabaja a un ritmo constante para tratar de procesar las calorías que le damos para trabajar. Cuando restringimos esas calorías, el metabolismo continúa trabajando a la misma velocidad, pero poco a poco se da cuenta de que no hace falta tanto esfuerzo, y mermará un poco sus procesos. ¿Qué se necesita entonces? Otro choque. Pero esta vez, a la inversa.

El ciclado o periodización de carbohidratos es un método para hacer reaccionar a nuestro metabolismo, que consiste en darle más calorías con las cuales trabajar de tanto en tanto. Esto se puede hacer una o dos veces por semana, pero siempre bajo la premisa de que se deben utilizar carbohidratos saludables, no grasas artificiales, carbohidratos vacíos o cualquier otro elemento ajeno a los principios de una buena alimentación.

En este punto, seguramente te preguntarás por qué este ciclo se realiza con carbohidratos. La respuesta es la leptina. Esta hormona tiene la particularidad de reaccionar mejor ante el estímulo de carbohidratos, y tenerla es importante. Ella no solo nos ayudará a quemar grasa, sino que favorecerá la presencia de otras hormonas importantes para la pérdida de peso como:

- Testosterona.
- Hormonas tiroideas.
- Hormona del crecimiento somatotropina.
- Factor insulínico del crecimiento (IGF-1).

Algo que genera mucha confusión entre quienes comienzan a estudiar el efecto de la leptina es su relación con la obesidad. Si decimos que esta hormona despierta con la presencia de calorías, ¿no sería lógico apuntar a que una persona con superávit calórico también tendrá más leptinas en su sangre, y por tanto no debería ser obesa? Sabemos que no funciona así, pero no deja de ser una contradicción interesante de estudiar.

Lo que sucede con las personas obesas es lo mismo que sucede con las personas que restringen mucho las calorías: su cuerpo acaba adaptándose, con lo que a pesar de tener más calorías, también desarrollarán resistencia a las leptinas. Asimismo, es difícil producir más leptinas si se descuidan otros factores como el buen sueño o el ejercicio. Como se ve, se trata de un complejo equilibrio, que debemos respetar y conocer más a fondo.

Cómo hacer correctamente el ciclado de carbohidratos

¿Cuándo es más necesario hacer el ciclado de carbohidratos?

Si empezamos a entrenar en un punto en que tenemos grandes

concentraciones de grasa corporal (digamos, un 25% o más), es casi improbable que necesitemos realizar el ciclo de carbohidratos en las primeras semanas, pues nuestro cuerpo necesitaría más tiempo para adaptarse.

El ciclado de carbohidratos es mucho más necesario para personas de contexturas medias, con alrededor de un 20% de grasa corporal.

La manera de detectar cuándo empezar el ciclado de carbohidratos es sencilla: cuando sientas que se inicie el estancamiento. Es por eso que es tan importante llevar un registro de tus medidas y peso desde el primer día de entrenamiento. De ese modo, podrás poner en práctica esta estrategia cuando veas una reducción significativa de tu pérdida.

¿Con qué tipo de entrenamientos se puede hacer el ciclado de carbohidratos?

¡Con cualquier tipo! El ciclado de carbohidratos es un método bastante útil para mantener y mejorar la pérdida de peso. Sin embargo, puede servir también para entrenamientos de volumen o mantenimiento, haciendo ciertos ajustes.

Este es el modo correcto de adaptar el ciclado de carbohidratos para cada entrenamiento:

- **Perder peso**: haz 5 días bajos en carbohidratos y 2 altos. Los días altos no tienen que ser consecutivos, y preferiblemente que sean días de entrenamiento, no de descanso; de ese modo, podrás usar las calorías extras para dar lo mejor de ti.
- **Ganar volumen**: haz 5 días altos en carbohidratos y 2 bajos. Igualmente, procura que al menos 4 días altos en carbohidratos coincidan con los días de entrenamiento.
- **Mantener el peso**: en estos casos debes alternar un día alto en carbohidratos con uno bajo. Es un buen método, por ejemplo, para quienes sufren de antojos. Sin embargo, y solo para dejarlo del todo claro, este ciclado se debería hacer solo después de haber obtenido resulta-

dos deseados, y siempre acompañado de un buen plan de entrenamiento.

¿Cómo elevar los carbohidratos en cada día del ciclo?

El modo de comer en cada día del ciclo variará de la siguiente forma:

- **Día alto en carbohidratos**: se debe comer entre 4-6 gramos de carbohidratos por cada kilogramo de peso corporal, con 2 gramos de proteína por kilogramo de peso corporal. El resto de las calorías vendrán de las grasas naturales. Es importante que en estos días las calorías totales no superen las 1200 para las mujeres ni las 1500 para los hombres.
- **Día bajo en carbohidratos**: dependerá del enfoque del entrenamiento:
    - **Para perder grasa**: se puede probar con un enfoque cetogénico, consumiendo solo 50-100 gramos totales de carbohidratos por día.
    - **Para ganar músculo**: el consumo no debería bajar de 1-1,5 gramos por kilogramo de peso corporal.

Los mejores alimentos para el ciclado de carbohidratos

Sin importar si se trata de un día alto o bajo en carbohidratos, siempre deberás optar por carbohidratos complejos y saludables como:

- Pan y pasta integral.
- Granos enteros como la avena o la cebada.
- Legumbres como las judías, las lentejas o los frijoles rojos.
- Verduras de hoja verde como la lechuga.

Las frutas también se pueden consumir, pero siempre con moderación, debido a que la fructosa que contienen puede inhibir los receptores de leptina, cuando se ingiere en grandes cantidades.

Igualmente, estos carbohidratos complejos deben ser combinados con proteína saludable baja en grasa, como la de los huevos o los cortes de carne de res bajos en grasa. El pescado también es muy importante; de hecho, es fundamental, dado que el Omega 3 que contiene activa los receptores de leptina.

Ejemplo de menú para el ciclado de carbohidratos

Este es un buen ejemplo de menú para cuando nos encontramos en un día bajo del ciclo de carbohidratos:

- **Desayuno:** dos porciones de frutas, preferiblemente cítricas como la naranja o el pomelo, acompañadas de dos huevos cocidos, y té o café sin edulcorantes ni lácteos como acompañantes.
- **Snack matutino:** 5 piezas de almendras o nueces.
- **Almuerzo:** una porción de atún, acompañada de una ensalada de lechuga con aguacate, tomate y pepino. El aderezo para la ensalada puede ser una vinagreta natural, con poca sal. Como bebida, puedes probar un vaso de limonada sin azúcar o con muy poco edulcorante natural.
- **Snack vespertino:** una tostada con queso requesón o una galleta integral de avena.
- **Cena:** una porción de pechuga de pollo o pavo, acompañada de tiras de pimiento y coliflor asadas.

Cuando estés en un día alto en carbohidratos, puedes probar con este otro menú:

- **Desayuno**: 250 ml de yogur griego con 50 g de avena en hojuelas, rociados con una cucharadita de miel. Puedes añadir media taza de bayas. Para beber, té o café al gusto, sin edulcorantes.
- **Snack matutino**: un plátano y media taza de semillas de girasol o calabaza.
- **Almuerzo**: crema de lentejas como entrante. Para el plato fuerte, una ensalada fresca con atún o pechuga, rociada con aceite de oliva. Complementa con medio tazón de pasta integral. Como bebida, un vaso de agua de frutas.
- **Snack vespertino**: dos rebanadas de pan tostado con

poca crema de maní, y una pera.

- **Cena**: ensalada de lechuga con tomate y pechuga de pollo desmenuzada, acompañada con queso y frijoles. Como postre una ciruela, y para beber, agua o té sin edulcorantes.

CAPÍTULO 4. CÓMO HACER CETOSIS SI ESTÁS SIGUIENDO UN ENTRENAMIENTO DE PESAS

La cetosis, la cual hemos nombrado por encima hasta ahora, es un estado metabólico en el cual nuestro cuerpo se ve obligado a utilizar las grasas como fuente principal de energía. El proceso para lograr esto es arduo y no carente de riesgos, pero en los últimos años ha ido ganando popularidad bajo el nombre de dietas cetogénicas.

Lo primero que debes saber sobre las dietas cetogénicas es que son restrictivas en todo el sentido de la palabra, por lo cual deben hacerse con cuidado. Aunque su fin directo no es restringir las calorías, sí obligan a reducir en extremo el consumo de carbohidratos, reemplazándolos en cambio por un mayor contenido de grasas (grasas naturales, sobra decir) y manteniendo el consumo de proteína en un nivel medio correspondiente.

Para entender cómo nos puede ayudar a adelgazar una dieta que aumenta nuestro consumo de grasa, es necesario regresar nuevamente al caso de los primeros días de entrenamiento, cuando el cuerpo gasta glucógeno.

Como sabes, nuestro cuerpo quema glucógeno de los músculos

cuando la ingesta calórica es demasiado baja o el esfuerzo físico es demasiado arduo. A esto hay que agregar que estas reservas de glucógeno se llenan principalmente por el consumo de carbohidratos, especialmente a través de los azúcares naturales (recuerda que el prefijo "gluco" viene de glucosa), lo que quiere decir que al reducir nuestra toma de carbohidratos también empezamos a perder glucógeno rápidamente. ¿Y después de gastar el glucógeno, qué sigue? La grasa, claro está.

Al buscar entrar en cetosis, entonces, lo que pretendemos es acelerar el punto en que nuestro cuerpo empiece a quemar grasa, tanto la que tenemos en reserva como la que vamos consumiendo. Cuando se quema esta grasa, se liberan cetonas, que son desechos de la grasa metabolizada. De ahí vienen los nombres de cetosis y alimentación cetogénica.

¿Cuáles son los beneficios de las dietas cetogénicas?

La primera ventaja evidente de entrar en cetosis es la pérdida de peso por el mayor consumo de grasa corporal. Esto es algo innegable, y es la principal razón de su popularidad.

Otro punto a favor de las dietas cetogénicas es que son fáciles de seguir. Esto se explica por el hecho de que al mantener el consumo de grasa y proteína elevado, el cuerpo logra sentirse lleno y con energía por más tiempo. En este sentido, son un tipo de dieta restrictiva bastante peculiar.

Por otra parte, se sabe que este tipo de dietas son útiles para personas con diabetes: menor cantidad de carbohidratos consumidos significa menor cantidad de azúcar en la sangre, con lo que la cetosis puede significar un gran alivio para pacientes de diabetes tipo 2.

Otros beneficios de estas dietas tienen que ver con el hecho de que ayudan a que nuestro metabolismo recupere la sensibilidad a los carbohidratos, además de que ayudan a reducir los niveles de colesterol malo (LDL).

¿Cómo se realiza una dieta cetogénica?

Como ya hemos dicho, una dieta cetogénica debe ser alta en grasas, moderada en proteínas y bastante baja en carbohidratos. Hablamos de una relación donde las grasas representen un 65%o 70% de la dieta, la proteína un 25% y los carbohidratos un 5% o 10%.

Aunque no hay alimentos específicos que ayuden a entrar más rápidamente en cetosis, hay ciertas recomendaciones generales sobre los tipos de alimentos que se deben usar para llenar el consumo de cada macronutriente.

Fuentes de grasa para la cetosis

Durante la cetosis se debe dar prioridad a las grasas animales, especialmente a la del pescado, rica en omega 3 y antioxidantes.

Las grasas vegetales son mucho menos recomendables, por su mayor contenido de omega 6, que nos puede hacer sufrir de problemas cardiovasculares cuando lo consumimos en exceso.

Buenos alimentos grasos para la cetosis pueden ser:

- Grasa de pescado rica en omega 3.
- Grasa de pato.
- Mantequilla.
- Huevos.
- Queso curado.
- Mayonesa casera, que no lleve aceite de girasol o maíz.
- Aguacate.
- Aceite de oliva.
- Aceite de coco.
- Nueces.
- Aceitunas.

Fuentes de proteína para la cetosis

La proteína animal también debe ir por encima de la proteína vegetal. A las grasas de origen animal que hemos visto, suma el consumo de proteína de pescado y de res principalmente.

Fuentes de carbohidratos para la cetosis

Los carbohidratos que se consumen durante la cetosis deben provenir principalmente de verduras de bajo índice glucémico. La mayoría de las frutas deben ser evitadas, a excepción del aguacate, por ejemplo, que es bajo en fructosa.

Estos son buenos ejemplos de carbohidratos útiles para la cetosis:

- Berro.
- Coliflor.
- Espinaca.
- Berenjenas.
- Lechuga.
- Apio.
- Repollo.
- Acelga.
- Cebollas.

En todo caso, el consumo diario de carbohidratos nunca debería superar los 50-100 gr por día.

¿Cómo saber si se ha entrado en cetosis?

La concentración normal de cetonas en la sangre es negativa, es decir que normalmente no hay o que el rastro es demasiado pequeño para ser notado.

Se considera que se ha entrado en cetosis cuando la concentración de cetonas sube a 0,5 milimoles. Se debe tener cuidado de no elevar esa concentración hasta los 2 o 3 milimoles, para evitar que la cetosis sea excesiva y se pierda músculo además de grasa.

El método más fiable para comprobar si hemos entrado en cetosis es medir nuestro número de cetonas a través de un análisis de sangre.

Otro método más rápido para medir nuestra cetosis es a través de tiras reactivas a las cetonas. Estas se compran en farmacias y funcionan igual que las pruebas de embarazo: orinas sobre ellas, y cambiarán de color de acuerdo con la concentración de cetonas.

¿Cómo combinar la cetosis con entrenamiento de pesas?

El levantamiento de pesas es un complemento bastante recomendable para perder peso, construyendo músculo y perdiendo grasa. Pero la pregunta es: ¿se puede seguir practicando mientras se está en cetosis?

A pesar de que los carbohidratos son identificados comúnmente como fuentes principales de energía para los entrenamientos de fuerza, estos no son las únicas fuentes posibles. La grasa y la proteína bien administradas también pueden servir como combustible para nuestros músculos, con lo que la cetosis no representa ningún riesgo a la hora de levantar pesas.

Sin embargo, no es mala idea cargar nuestros músculos con otros combustibles alternativos al glucógeno de los carbohidratos. La creatina, por ejemplo, es un ácido orgánico que se encuentra en los músculos y que también puede servir como fuente de energía al entrenar. Tomar suplementación de creatina es, entonces, una manera válida de compensar la ausencia de carbohidratos al entrenar con cargas.

Si todo lo dicho hasta aquí no te termina de convencer, es útil decir también que las cetonas son anticatabólicas, es decir, su sola presencia contribuye a evitar la pérdida de masa muscular.

Así pues, entrenar en cetosis puede ser una gran idea. Solo recuerda que esto debe hacerse de forma ocasional, no permanente, teniendo sumo cuidado con los nutrientes, y preferiblemente bajo la supervisión de un profesional.

CAPÍTULO 5. PAUTAS BÁSICAS PARA PERDER LA GRASA ABDOMINAL

Deshacernos de la grasa localizada es un imposible. De eso no puede haber duda. Nuestro cuerpo quema la grasa en conjunto, no por segmentos. Si esto no fuera así, fácilmente podríamos ver a un levantador de pesas con pecho y brazos súper definidos, pero con el abdomen redondo como una uva.

Sin embargo, no se puede negar que existen métodos para hacer que el ejercicio sobre ciertas zonas del cuerpo sea mucho más efectivo, y una de las zonas del cuerpo que más interés causa en este sentido es la zona abdominal.

Como caja fuerte del sistema digestivo y punto medio ente el tren inferior y el tren superior del cuerpo, el abdomen siempre será el principal reflejo de cómo se encuentra nuestro peso corporal. Es ahí donde los tejidos adiposos suelen manifestarse externamente con mayor rapidez. También es donde la grasa corporal parece tener peores resultados.

¿Por qué acumulamos más grasa en el abdomen?

Antes de empezar a hablar sobre sus riesgos y posibles soluciones, es importante ir un poco más atrás y entender por qué es justamente en el abdomen que la grasa se acumula más, de un modo tan antiestético.

Lo primero que tenemos que comprender es que la grasa corporal no es mala; pero su exceso, sí lo es.

Desde que empezó nuestra evolución millones de años atrás, la acumulación de lípidos en los tejidos ha tenido dos funciones básicas: servir como aislante térmico para proteger nuestros órganos del frío, y ser a la vez una reserva de energía útil para esos órganos.

Tenemos que admitir que ni siquiera los biólogos y médicos que vienen estudiando nuestra evolución desde la época de Darwin comprenden muy bien por qué evolucionamos hasta tener la forma que tenemos. La vida en la Tierra y sus múltiples formas son, en realidad, producto de múltiples casualidades, y a nosotros nos tocó un sistema (afortunado, al fin y al cabo) en el que una función básica como la digestión se ubica en nuestro abdomen, involucrando a mucho órganos. Estos órganos, claro, necesitan más grasa que los recubra, y es ahí donde empieza su mayor acumulación.

Tipos de grasa abdominal

En el cuerpo humano no podemos hablar de un solo tipo de grasa, y el abdomen no es la excepción.

De acuerdo con el modo en que se acumula en el cuerpo, hablaremos de dos tipos de grasa: la **grasa subcutánea**, que se acumula justo por debajo de la capa externa de la piel, y la **grasa visceral**, que es más profunda y se encuentra rodeando los órganos.

Tanto la grasa subcutánea como la visceral contribuyen por igual a ese aspecto poco estético que ocurra cuando acumulamos grasa en exceso. Sin embargo, ambas funcionan de un modo distinto.

Un estudio (Abe, T. et al. 1997) sobre la relación entre el ejercicio de alta intensidad y la grasa corporal en mujeres obesas, arrojó estas conclusiones sobre ambos tipos de grasa:

- La grasa visceral se quema más rápidamente que la grasa subcutánea cuando se hace ejercicio.
- La grasa visceral tiene más relación con enfermedades cardiovasculares y diabetes tipo 2.
- Aunque el cuerpo quema ambas grasas en conjunto, es

necesario hacer ejercicio con mayor frecuencia (4 días por semana, en el caso del estudio) para quemar más grasa subcutánea.

Riesgos de la grasa abdominal para la salud

Aunque la grasa visceral es la más relacionada con enfermedades de alto riesgo, la presencia excesiva de ambos tipos de grasa puede tener consecuencias perjudiciales a nivel estético y de salud. Estas son algunas de esas consecuencias:

- Cardiopatía congénita.
- Cardiopatía coronaria.
- Cardiopatía reumática.
- Aneurisma.
- Arterosclerosis.
- Diabetes tipo 2.
- Síndrome metabólico.
- Apnea del sueño (principalmente en personas obesas mayores de 40 años).
- Hipertensión arterial.
- Mayor riesgo de accidente cerebrovascular.
- Celulitis.
- Flacidez del tejido en la cintura y vientre.
- Estrías.

El entrenamiento más recomendado para definir el abdomen

Existen muchas opiniones acerca de qué tipo de entrenamiento favorece más la pérdida de grasa a nivel del abdomen.

Una primera opinión, bastante evidente, es que la grasa abdominal se pierde justamente con ejercicios aislados centrados en el abdomen, como los sit-ups o los encogimientos. Otra solución podría ser realizar más ejercicios cardiovasculares, que parecen ser más dinámicos y estimulantes para hacernos sudar (algo que relacionamos con la pérdida de grasa más de la cuenta). Sin embargo, ninguno de ellos es el mejor método.

Un estudio (Azgarzadeh, M. et al. 2014), puso a prueba dos métodos distintos de entrenamiento en hombres adultos sanos, para demostrar cuál es el tipo de ejercicio más efectivo para disminuir la circunferencia del abdomen. No se trata de cualquier estudio: fue realizado por un espacio de 12 años, entre 1996 y 2008, y tuvo una muestra de 10500 participantes. La conclusión: los levantamientos de peso son el mejor ejercicio para perder grasa abdominal.

La investigación se centró en contrastar los efectos de los ejercicios aeróbicos moderados e intensos con los levantamientos de pesas. Los resultados, que pueden parecer contradictorios, indicaron que los levantamientos son más efectivos para disminuir medidas en el abdomen, pero por otra parte también señalaron que los ejercicios aeróbicos son mejores para perder peso.

La razón de los resultados tan extraños de este estudio es bastante simple: al levantar pesas, no solo perdemos medidas sino que construimos músculo, que es 20% más denso que la grasa, con lo que pesa igual que esta sin ocupar tanto espacio. Es por esto que al levantar pesas mantenemos nuestro peso por más tiempo, aun perdiendo medidas.

Después de analizar todo lo dicho, seguro habrás entendido que bien vale la pena conseguir un par de mancuernas. Solo recuerda que si tu objetivo es definir correctamente, también deberías realizar ejercicios cardiovasculares complementarios.

Alimentos que favorecen la pérdida de grasa abdominal

Los alimentos para perder grasa abdominal, son los mismos que usamos normalmente para perder grasa corporal en particular: mucha proteína, carbohidratos moderados y pocas grasas.

Algo que no muchas personas saben, es que el cuerpo necesita renovar sus reservas de grasa constantemente. Incluso en un período de definición, un consumo demasiado restrictivo no es nunca recomendable.

Cuando reducimos mucho la ingesta de grasa, nuestro cuerpo

acaba entrando en un estado de emergencia que tiene dos consecuencias: quemaremos más rápidamente nuestras reservas para generar más energía, y la próxima vez que consumamos una cantidad de grasa significativa la asimilaremos con mayor esmero, gastándola lentamente. Esto es lo que asociamos con el metabolismo lento.

Estos son los mejores alimentos para favorecer esa deseada renovación de grasa en el abdomen:

- **Frutos secos**: son fuentes de proteína y grasas monoinsaturadas.
- **Lácteos**: aportan calcio y grasa saturada saludable. Solo no abuses con los que vienen acompañados de sal o grasas aditivas.
- **Pescado azul**: cargados de omega 3 y proteína.
- **Legumbres**: fuente de proteína baja en grasas.

CAPÍTULO 6. ¿POR QUÉ ES TAN DIFÍCIL PERDER PESO CON EL RUNNING?

El running es una de las actividades físicas complementarias de las que más solemos oír: su naturaleza dinámica y divertida, y el hecho de que se practique al aire libre, han hecho de este deporte el entrenamiento favorito de muchos. Sin embargo, también puede ser un arma de doble filo.

Con la popularidad que se le ha dado al running últimamente, también han salido cada vez más y más detractores, esgrimiendo argumentos en su contra. Algunas de las objeciones más comunes son:

- Agota en exceso.
- Daña las articulaciones.
- Puede generar daños en la columna.
- Disminuye los niveles de leptina.
- **No es útil para perder peso**.

Las cuatro primeras objeciones son fáciles de replicar: evidentemente, el exceso de entrenamiento, la mala alimentación, las malas prácticas o condiciones de salud preexistentes pueden provocar agotamiento físico y una descompensación en nuestros niveles hormonales; esto aplica con cualquier entrenamiento realizado en exceso.

La última objeción, sin embargo, es un poco más compleja e incluso parece contradictoria. Vale la pena detenerse a examinarla.

Principios básicos del running

Aunque parece algo bastante sencillo, correr como deporte requiere una técnica. Si esta técnica no se respeta, nuestra salud y nuestro desempeño se pueden ver afectados.

Quien practique el running debe aprender a cuidar estos 10 principios básicos:

1. **Adaptación**: no se puede empezar con largas distancias. El running, como cualquier deporte, necesita que el atleta se adapte a las exigencias particulares que conlleva su práctica.
2. **Progresión**: si no aumentas gradualmente tus tiempos y distancias, no obtendrás mejores resultados.
3. **Variedad**: si siempre te entrenas en territorios llanos, jamás evolucionarás; si solo te entrenas en ascenso, acabarás desgastándote por completo.
4. **Relación trabajo-descanso**: el tiempo de recuperación debe ser mayor cuando se haga un gran esfuerzo, y viceversa.
5. **Continuidad**: el trabajo continuo es la base de la progresión.
6. **Reversibilidad**: ninguna ganancia es definitiva. Si te estancas, tus resultados pueden revertirse.
7. **Periodicidad**: se debe establecer períodos de entrenamiento de acuerdo con cada objetivo que se tenga.
8. **Individualización**: no existen tiempos, distancias o hábitos de entrenamiento útiles para todos. Cada rutina de running debe responder a las condiciones de salud y entrenamiento de cada persona.
9. **Complementación**: si bien cada deporte demanda un entrenamiento específico, es útil tener entrenamientos complementarios que puedan ayudar.
10. **Regeneración**: incluir períodos de descanso en que se

baje el nivel de entrenamiento de tanto en tanto es muy necesario.

Si no se cumplen todo estos principios, el entrenamiento de running puede no solo no ser efectivo, sino muy contraproducente.

¿Por qué no logras perder peso con el running?

Si estás respetando todos los principios de entrenamiento, y aun así no logras perder peso, no te asustes: no eres el único al que le pasa.

Muchas personas suelen manifestar que o bien no logran perder peso rápidamente con el running, o bien se estancan luego de una pérdida inicial. Este fenómeno suele deberse a factores externos al propio entrenamiento, o a errores menores cometidos sin querer. A continuación, explicaremos algunas causas posibles de estos errores.

1. Relación del running con la alimentación

Existe un mito bastante extendido sobre el running, que asegura que este aumenta excesivamente el apetito. Hay que decir con responsabilidad que no hay ningún estudio que demuestre una relación sobre esto. Al contrario, está comprobado que la actividad física de cualquier tipo aumenta los niveles de la hormona leptina, que ayuda a controlar el apetito. Lo que ocurre realmente es que muchas personas suelen abusar con la alimentación previa y posterior al entrenamiento en carretera, por miedo a descompensarse.

Una sesión de running de 45 minutos puede llevarnos a gastar hasta 600 calorías, una cifra nada despreciable. Muchas personas oyen esto, y de inmediato buscan suplementos y snacks para contrarrestar la posible pérdida de masa muscular. Estas personas pueden acabar consumiendo más calorías, a fuerza de pura y simple ansiedad.

Nuestra recomendación es que cumplas con un plan de alimentación acorde con tu entrenamiento, y que nunca te sobrealimentes por miedo a excederte en la pérdida de masa. La norma es que los aperitivos que tomes poco antes de un entrenamiento no superen las 150 calorías.

2. Relación del running con otros entrenamientos

Tus entrenamientos complementarios fuera de la carretera también pueden estarte jugando una mala pasada.

Aunque no reparemos mucho en ello, el running es en cierta forma un ejercicio de peso de corporal, cuyo impacto se centra en el tren inferior del cuerpo. Esto quiere decir que incluso esos delgados corredores profesionales que ves en las calles y en la televisión, pueden pesar más de lo que aparentan, debido a que los músculos de sus piernas y abdomen son densos, y acumulan más peso en poco espacio.

Otro error que nos puede hacer ganar peso en el running es abusar con los ejercicios complementarios: si además de correr estás realizando muchos ejercicios complementarios centrados en el tren inferior, esto hará que tu período de recuperación sea más lento. La principal consecuencia de esto será más fatiga; y a más fatiga, más estrés; y cuanto más estrés, más cortisol segregarás, que está bastante relacionado con la ganancia y mantenimiento de grasa.

¿Cómo perder peso practicando running?

Como se ve, los errores que evitan que perdamos peso al practicar running no están supeditados al entrenamiento en sí, sino a la incorrecta ejecución de estos entrenamientos.

Nuestra recomendación fundamental es que siempre tengas presentes los principios básicos del running y no abuses con tus entrenamientos ni con tus comidas.

Recuerda que lo fundamental en cada deporte es escuchar a nuestro cuerpo: si el tuyo te está pidiendo un período de descanso, dáselo. Es mejor reducir un poco el volumen de entrenamiento que entrenar sin parar, pero sin llegar a ningún sitio.

CAPÍTULO 7. CÓMO INFLUYE LA INSULINA EN LA PÉRDIDA DE PESO

En condiciones normales, la hormona insulina cumple funciones básicas para nuestro organismo. La principal, sin duda, es la asimilación de los nutrientes de los alimentos, especialmente de los carbohidratos.

Cuando consumimos hidratos de carbono, nuestros niveles de azúcar en la sangre se disparan. El cuerpo corrige esto liberando mayores cantidades de insulina desde el páncreas, para que esta ayude a la glucosa a entrar en las células, convirtiéndola en fuente de energía.

Ahora bien, el cuerpo humano es una máquina de adaptación, pero no es una máquina perfecta: si le damos demasiados carbohidratos a nuestro organismo o si este no cuenta con la salud óptima para generar la insulina suficiente, acabamos padeciendo un trastorno llamado **resistencia a la insulina**, que a largo plazo puede desencadenar la enfermedad que llamamos diabetes, una enfermedad crónica en que la insulina simplemente se acumula en la sangre.

Como puedes ver, la insulina puede trabajar como un arma de doble filo, razón por la cual es importante comprenderla y aprender a controlarla.

Resistencia a la insulina y aumento de peso

La sensibilidad a la insulina está medida por la capacidad de nuestro cuerpo para reaccionar al consumo de glucosa. Se dice que somos sensibles cuando producimos insulina en niveles suficientes, y resistentes cuando la glucosa en nuestra sangre sobrepasa nuestra producción de insulina.

Estas son algunas causas de la resistencia a la insulina:

- Comer azúcar refinada y otros carbohidratos simples (harinas, cereales azucarados, galletas y otros similares).
- No realizar ejercicio.
- Vivir rodeado de estrés.
- El consumo excesivo de antidepresivos, anticonceptivos y antialérgicos también pueden influir.

Como sucede con todo en la vida, tener demasiada glucosa en el cuerpo no es bueno. Estas son solo algunas de las desagradables consecuencias para la salud que puede traer:

- Depresión.
- Cansancio.
- Pérdida capilar.
- Acné.
- Problemas de fertilidad.
- Aparición de verrugas (poco frecuente).
- Colesterol y triglicéridos altos.
- Tensión alta.
- Irritabilidad.
- Problemas de la tiroides.
- Mayor riesgo de cáncer.

La mayoría de las consecuencias y síntomas de la resistencia a la insulina tienen algo en común, y es que están relacionados con la ganancia de peso a través del aumento de grasa corporal.

Vale aclarar que todos estos riesgos mencionados no solo sirven para las personas con resistencia crónica a la insulina. Incluso con cambios moderados de nuestros niveles de insulina estaremos perjudicando no solo los resultados de nuestro entrenamiento, sino que estaremos viviendo algunos de estos síntomas en carne propia.

8 maneras de mejorar la sensibilidad a la insulina

1. Haz ejercicio con regularidad

Se trata de algo evidente, pero es útil recordar la importancia del ejercicio para corregir cualquier deficiencia de nuestra salud.

Cuando buscamos aumentar la sensibilidad a la insulina, debemos entrenar bajo dos principios: constancia e intensidad. Hablamos de un entrenamiento de al menos 3-4 veces por semana, con sesiones cortas cargadas de ejercicios explosivos, o sesiones largas de 60 minutos de ejercicios cardiovasculares moderados.

Puedes probar incluyendo rutinas interválicas de alta intensidad, también conocidas como rutinas HIIT (por sus siglas en inglés: *High Intensity Interval Training*). Estas rutinas consisten en tomar uno o varios ejercicios, y realizarlos con la máxima intensidad, guardando poco período de descanso, hasta completar 10 o 20 minutos por lo general.

La ventaja de las rutinas HIIT no solo es el poco tiempo que quitan, sino que facilitan el gasto de glucosa durante la parte intensa del ejercicio, así como la pérdida de grasa durante los breves períodos de descanso entre cada ejercicio.

Si te interesa, puedes probar esta rutina HIIT con balón medicinal, en la que solo necesitarás 15 minutos:

- **Zancada lateral con press**: 60 segundos de esfuerzo con 10 segundos de recuperación. Para realizar el ejercicio:
  - Inicia de pie, con ambos pies juntos y sosteniendo el balón medicinal a la altura del pecho.
  - Lleva la pierna derecha hacia el lado derecho, en un movimiento de zancada lateral, donde el pie quede apoyado sobre los dedos en un ángulo de 45° y el muslo forme un ángulo aproxi-

mado de 90° con el muslo.

- Manteniendo la posición, lleva el balón hacia el pie derecho, manteniéndolo a unos 3 cm del suelo.
- Haciendo presión con pie y glúteo derechos, elévate hasta quedar nuevamente en la posición inicial.
- Sin pausa, haz el movimiento hacia el lado izquierdo, manteniendo el pie derecho apoyado y un poco arqueado.
- Rápidamente y con fuerza, eleva el balón por encima de tu cabeza hacia el lado izquierdo, con cuidado de no lastimar tus hombros.
- Regresa a la posición inicial y repite el ejercicio.

- **Flexiones con balón medicinal**: 60 segundos de esfuerzo con 10 segundos de recuperación. Para realizarlas:

  - Inicia bocabajo en el suelo, con ambas manos apoyadas sobre el balón medicinal, como cuando estás en la posición de flexión tradicional.
  - El cuerpo debe permanecer estirado, formando una línea recta desde los pies hasta la cabeza (sin elevar o bajar los glúteos). Si lo necesitas, puedes abrir un poco las piernas, pero solo para que tengas mejor equilibrio.
  - Flexiona los codos para bajar, hasta que tu pecho casi toque el balón.
  - Vuelve a la posición inicial y haz el ejercicio de nuevo, esta vez cambiando el balón al otro lado.

- **Zancadas inversas con balanceo**: 60 segundos de esfuerzo con 20 segundos de descanso. Para ejecutarlas:

  - Inicia de pie, sosteniendo el balón medicinal pequeño a la altura del vientre.
  - Estira una pierna hacia atrás hasta que quedes

agachado en posición de zancada, con el muslo de la pierna delantera paralelo al suelo.

- En un movimiento explosivo, presiona el pie trasero y el muslo delantero para ponerte nuevamente de pie. Mientras lo haces, balancea el balón hasta llevarlo por encima de tu cabeza.
- Repite el ejercicio cuantas veces puedas, alternando piernas.

- **Elevación de glúteo con una sola pierna**: 30 segundos de esfuerzo con cada glúteo y luego 10 segundos de descanso. Para realizar el ejercicio:
  - Inicia acostado bocarriba en el suelo, con la rodilla derecha flexionada formando un V invertida, y el pie apoyado sobre el balón medicinal. La pierna izquierda permanece extendida por completo y elevada en el aire, paralela al muslo derecho.
  - Sin mover el balón de posición, apóyate en el pie derecho a la vez que elevas los glúteos del suelo.
  - Regresa a la posición inicial y repite todo el mismo pie hasta llegar a los 30 segundos. Luego cambie de pie hasta completar los otros 30 segundos.

- **Sit-ups con balón medicinal**: 60 segundos de esfuerzo con 10 segundos de recuperación. Para ejecutarlos:
  - Inicia acostado en el suelo bocarriba, con las rodillas flexionadas formando una V invertida y sosteniendo un balón medicinal sobre el pecho, con ambas manos.
  - Expulsa el aire que tengas acumulado a la vez que separadas el tronco del suelo, para quedar sentado por completo.
  - Inspira y vuelve a la posición inicial.

- **Zancada con leñador**: 30 segundos de esfuerzo con cada pierna y luego 10 segundos de recuperación. Para ejecutarla:

- ◦ Inicia de pie, sosteniendo un balón medicinal con ambas manos a la altura del pecho.
- ◦ Da un paso largo al frente con la pierna derecha, hasta quedar en una posición de zancada, a la vez que llevas el balón hacia el costado de tu cadera derecha, formando una diagonal.
- ◦ Regresa a la posición inicial. Mientras lo haces, haz la diagonal en sentido inverso, para llevar el balón arriba, al lado izquierdo por encima de tu cabeza. Visto por completo, el ejercicio parecerá recrear el movimiento de un leñador talando toncos.
- ◦ Completa 30 segundos del ejercicio con el mismo lado, y luego cambia de pierna para hacer los otros 30 segundos.

Llegado a este punto, evalúa cómo te sientes y decide si terminar aquí o descansar 30 segundos y realizar una segunda vuelta de la rutina.

2. Duerme lo suficiente

Otro consejo básico de salud que aplica perfectamente al caso de la insulina: si no estás cumpliendo con el rango de 7-9 horas de sueño de calidad, tu cuerpo tendrá descompensaciones hormonales, que lo harán producir cortisol, el cual restringe las funciones de la insulina.

3. Ingiere alimentos de digestión lenta

Cuando haces comidas compuestas por alimentos de digestión lenta, tu cuerpo demorará más en procesarlos. Esto hará que la glucosa de los carbohidratos llegue más lentamente a tu torrente sanguíneo, dándote más tiempo de liberar insulina.

Estos son algunos ejemplos de alimentos de digestión lenta:

- **Grasas**: como el aceite de oliva o la mantequilla.
- **Quesos**: curados, semicurados y grasos.
- **Carnes grasas**: la carne de cerdo o los cortes de res con

mayor presencia de grasa.

- **Frutas**: manzana, higo o pomelo son buenas opciones.
- **Legumbres**: lentejas, judías o frijoles.
- **Frutos secos**: nueces, almendras, dátiles, pistachos y otros similares.
- **Batidos de proteína**: por ejemplo, batidos de caseína, que es de lenta digestión.

4. Corta los carbohidratos simples

Los carbohidratos simples no solo no aportan ningún nutriente relevante, sino que son los que más promueven la creación de insulina excesiva, que genera la posterior resistencia.

Estos son los ejemplos más comunes de **carbohidratos simples que deberías evitar**:

- Harinas blancas (no integrales).
- Pasta.
- Bebidas gaseosas dulces.
- Azúcar refinado.
- Jarabes.

5. Toma canela

Aromatizante y muy saludable, la canela es una gran aliada para el control del azúcar en la sangre. No en vano las tiendas naturistas suelen usarla por montones en sus postres. Este condimento también es usado como complemento en batidos, porque se estima que ayuda significativamente a la pérdida de grasa.

De los dos tipos de canela que hay, de Ceilán y Cassia, la de Ceilán es sin duda la más saludable: un estudio realizado en animales y en probeta ha demostrado que la canela de Ceilán mejora los marcadores cardiovasculares asociados con la resistencia a la insulina (Constantine, G. et al. 2012).

6. Ayuna con regularidad

Realizar ayunos intermitentes y cortos puede ser un método para reducir el riesgo de padecer diabetes, enfermedad cardiovascular, y una amplia gama de otras enfermedades. No obstante, antes de iniciarte en esta práctica lo mejor es consultar a tu médico para evitar efectos secundarios.

7. Bebe té verde

El té verde puede servir para mejorar la sensibilidad a la insulina, puesto que inhibe la presencia de glucosa en la sangre. Esto se debe a que este té posee un polifenol llamado catequina galato de epigalocatequina (ECGG), que ayuda metabolizar el azúcar.

Para recibir los beneficios del té verde, es necesario consumirlo sin edulcorantes y de forma regular.

8. Mantén bajo el consumo de grasas

Las grasas usadas como complemento pueden ayudarnos a mejorar la sensibilidad a la insulina; sin embargo, mucha grasa puede ser perjudicial.

El exceso de grasa y adiposidad en las células, hace que a estas les cueste más absorber la glucosa, y exceso de glucosa flotante puede desencadenar todo el proceso de la resistencia a la insulina (Depress, Lemieux y Prud'homme, 2001).

Lo mejor es mantener un consumo bajo de grasa, siempre recordando que sean grasas naturales poliinsaturadas y monoinsaturadas, nunca grasas trans artificiales.

CAPÍTULO 8. CÓMO PERDER GRASA SIN HACER CARDIO

Como hemos dicho desde el principio, es probable que el primer punto a tratar cuando deseamos realizar definición muscular sea el trabajo cardiovascular.

El cardio es el nombre familiar con que llamamos a las rutinas que retan nuestras capacidades cardiovasculares, normalmente a través de actividades físicas dinámicas como:

- Correr.
- Saltar a la comba.
- Nadar.
- Andar en bicicleta.
- Caminar.

A estas actividades comunes, claro, se suman muchas otras que pueden resultar inesperadas: pocas personas lo creerían, pero el solo hecho de realizar un levantamiento de pesas o ejercicios de peso corporal como las posturas de yoga, de alguna manera activan nuestro sistema cardiovascular de un modo increíble. Aun y así, el cardio sigue siendo un tipo de ejercicio bastante popular.

El modo en que el cuerpo logra perder grasa con el cardio es con un mayor gasto calórico, que se produce cuando el cuerpo aumenta sus necesidades energéticas en los distintos músculos involucrados en la actividad cardiovascular.

Ahora bien, existen muchas personas que por cuestiones de

tiempo, dificultades físicas, problemas respiratorios y demás inconvenientes, no tienen la disposición para realizar un trabajo de cardio efectivo. ¿Existe algún método alternativo para ellos? Como empezaremos a ver pronto, esto no solo es posible, sino que puede ser muy estimulante y efectivo.

¿Cómo perder grasa correctamente?

En cualquier período de definición que se realice, lo que se persigue, realmente, es perder peso a través de la reducción de la grasa corporal y no a través de la reducción de músculo. A pesar de que al oírlo suena bastante lógico, muchas personas no logran tomar conciencia plena de esto antes de empezar su período de definición, y esto trae consecuencias terribles.

Para **perder grasa correctamente durante un período de definición**, debemos atender a dos principios fundamentales:

- **Una dieta equilibrada**, que responda a las necesidades calóricas mínimas del cuerpo. Es decir, que no debes restar drásticamente las calorías que consumas, pero si nivelarlas de acuerdo a un criterio donde la proteína (regeneradora de músculos) y los carbohidratos saludables (fuentes de energía valiosas) tengan mayor relevancia en la dieta que las grasas naturales. Las grasas y carbohidratos artificiales sí deben ser minimizadas, por no decir que erradicadas por completo de la alimentación.
- **Una rutina de fuerza**, que no esté basada en muchísimas repeticiones sino en un entrenamiento pesado y progresivo, que estimule la masa muscular a largo plazo, a pesar de que estemos entrando en un déficit calórico relativo.

A estos dos principios básicos, se puede sumar un tercero, que funciona como una especie de comodín: el entrenamiento cardiovascular.

Como ya hemos dicho, pocas cosas son mejores que el trabajo cardiovascular para llevar a nuestro cuerpo al deseado déficit calórico que genera la pérdida de grasa. Sin embargo, no es algo primordial.

En los últimos años, el mundo del entrenamiento deportivo ha empezado a vivir una nueva tendencia, en la cual se está buscando métodos de entrenamiento distintos al cardio, aunque sin dejar a este por completo de lado.

Lo que ha motivado este cambio, es el hecho de que en un período de definición, por ejemplo, un entrenamiento cardiovascular excesivo puede incrementar el gasto calórico a un punto en que ya no solo estemos quemando la grasa, sino también el músculo que hayamos podido ganar en un período de volumen previo.

Los métodos alternativos al cardio, claro, no se han hecho esperar. Uno de los más efectivos es el de los **circuitos de entrenamiento**.

¿Qué son los circuitos de entrenamiento?

Antes de continuar, es importante aclarar que nuestra intención no es restarle legitimidad o disputarle el mérito al trabajo cardiovascular, ni mucho menos queremos decir que este debe ser vetado durante un período de definición. Lo que sucede es que si bien el cardio no es malo, al realizarlo estamos más propensos a excedernos en la pérdida de calorías, de lo que estaríamos, por ejemplo, al realizar un circuito.

Un circuito de entrenamiento es una manera de hacer ejercicio en la que nunca se suelta el objeto con que se entrena en tanto se realicen los ejercicios de la rutina. Así, por ejemplo, en un circuito con barra o en un circuito con mancuernas, estas siempre nos acompañarían, de principio a fin.

Los principales requerimientos para realizar un circuito son que los ejercicios escogidos sean de baja intensidad, y que se controle el volumen del trabajo. Es decir, que no se trata de una rutina de fuerza o volumen o mucha carga, sino de un entrenamiento que podríamos llamar complementario.

Errores comunes al realizar circuitos de entrenamiento

A pesar de que son muchos quienes han realizado un circuito de entrenamiento, la verdad es que también son muchos quienes lo han realizado de forma incorrecta. Esto se debe a que en nuestra mente tenemos ideas erróneas sobre este tipo de entrenamiento, como que cuantas más repeticiones hagamos, más músculo definiremos.

Estos son algunos de los errores comunes que se cometen en los circuitos de entrenamiento:

- **Creer que los circuitos de entrenamiento pueden sustituir al trabajo en un gimnasio**: este es el peor y el más común de los errores que se pueden cometer. Lo cierto es que aunque los circuitos plantean un trabajo de cuerpo completo, su intensidad no es tan alta como para sustituir a los entrenamientos básicos en el gimnasio. Así pues, un circuito solo podrá reemplazar al trabajo de cardio complementario que realizamos normalmente.
- **Hacer los circuitos para quemar grasa localizada**: existe la creencia de que se puede quemar la grasa localizada en un área del cuerpo específica, realizando ejercicios y circuitos centrados en atacar dicha área. Para decirlo de una vez: eso es del todo imposible. La grasa se quema en conjunto, y realizar los ejercicios esperando resultados por separado, es un sinsentido.
- **Realizar los circuitos con ejercicios monoarticulares**: también llamados ejercicios específicos o ejercicios de aislamiento, los ejercicios monoarticulares son aquellos que trabajan un segmento del cuerpo o un solo músculo. Ejemplos de ellos son el curl de bíceps o las extensiones de cuádriceps. A pesar de que estos ejercicios son útiles, son poco efectivos en un circuito, donde lo que se busca es involucrar el trabajo de todo el cuerpo.
- **Creer que más trabajo dará mejores resultados**: a pesar de que la disciplina es, sin duda, la piedra angular de cualquier entrenamiento, esforzarse en exceso puede ser contraproducente. En el caso de los circuitos de entrenamiento, debes recordar que estos siempre se rea-

lizan como complemento, y nunca deberán agotarte tanto como para que tu entrenamiento normal se ve afectado.

- **Hacer los circuitos los mismos días que el entrenamiento principal**: los circuitos y el entrenamiento principal se deben realizar en días separados, de modo que la ejecución de uno no afecta el rendimiento del otro. Para esto, se debe tener un calendario de entrenamiento que dé prioridad a los entrenamientos principales, pero que guarde al menos un día a la semana para la ejecución del circuito. Asimismo, esto nos dará la oportunidad de trabajar más, sin caer en el exceso de entrenamiento.
- **Realizar los circuitos a la misma velocidad que el entrenamiento principal**: como hemos dicho, los circuitos no son, en absoluto, iguales al entrenamiento principal. En tanto los entrenamientos conllevan más esfuerzo y tiempo para lograr un determinado objetivo, los circuitos solo ayudan a incrementar la pérdida de calorías, y para esto deben realizarse de un modo explosivo, donde el objetivo sea realizar los ejercicios rápidamente.

Beneficios de los circuitos de entrenamiento

Además de la mayor pérdida de calorías que ya hemos mencionado, realizar circuitos de entrenamiento como completo trae otros beneficios como:

- Incremento de la fuerza y resistencia.
- Aumento del consumo energético. Y es que se ha demostrado que realizar ejercicios explosivos genera un mayor gasto de energía que hacer ejercicios centrados en el volumen (Mazzetti, S. et al. 2007).
- Mayor segregación de catecolaminas: adrenalina, noradrenalina y dopamina. Estas monoaminas funcionan como neurotransmisoras. Al ser liberadas, mantienen al metabolismo en un estado mayor de consumo de calorías, incluso durante horas después de haber terminado el entrenamiento.

- Aumento de la forma física, entendida como los cambios específicos que queremos ver en nuestro cuerpo al realizar el entrenamiento principal.
- Permiten entrenar de un modo más dinámico que cuando realizamos un trabajo de cardio tradicional, debido a que en un mismo circuito podemos incluir ejercicios distintos de baja duración.

Pautas básicas para crear un circuito de entrenamiento

Hasta ahora hemos mencionado algunos principios básicos del entrenamiento en circuito, como la explosividad o la velocidad. Sin embargo, son muchos los detalles que se deben tener en cuenta a la hora de programar uno de estos circuitos.

De manera general, estas son las pautas básicas que se deben seguir para crear un buen circuito de entrenamiento:

- **Incluir siempre ejercicios multiarticulares**, en lugar de ejercicios de aislamiento.
- De la lista de ejercicios multiarticulares posibles, se debe **seleccionar aquellos que se puedan combinar** de un modo efectivo. Por ejemplo: consideremos un circuito integrado por peso muerto, arrancada, sentadilla y press tras nuca. Todos estos son ejercicios útiles por separado, pero no servirían en conjunto debido a que no se pueden realizar con la misma carga. Y es que, efectivamente, el peso que podemos levantar en el peso muerto difícilmente será el mismo que el que podremos usar en el press tras nuca. Lo mejor es buscar ejercicios que se puedan realizar con un peso medio, para que se pueda realizar el ejercicio más sencillo sin inconvenientes, pero que el ejercicio más complicado resulte retador.
- El peso que se debe elegir para empezar en cualquier circuito, debería promediar el 75% de la repetición máxima de cada ejercicio.
- Aunque el objetivo no es realizar progresión de carga, se puede aumentar el peso ligeramente si se considera necesario. No obstante, este aumento debería ser semanal

y gradual, nunca dramático y de un día para otro. Por ejemplo, si iniciaste en un circuito con barra de 20 kg, no aumentarás 10 kg la próxima vez que realizar el ejercicio. Podrías aumentar alrededor de 2,5 kg o máximo 5 kg.

- Nunca se deben realizar dos ejercicios seguidos que involucren el mismo grupo muscular. Por ejemplo: no se puede hacer zancadas inmediatamente después de haber hecho sentadillas.
- Todos los circuitos deberían estar integrados por **4 o 6 ejercicios** como máximo.
- En cuanto a las repeticiones, un **rango de 5 u 8 repeticiones** por cada ejercicio debería ser más que suficientes. Este rango abierto nos permite realizar mayor esfuerzo en los ejercicios en que nos sentimos más capaces, sin llegar a entrenar en exceso.
- Los circuitos se realizan por vueltas. Esto quiere decir que los ejercicios se realizan de seguido, sin descanso entre ellos, y luego se ejecutan nuevamente desde el principio. En total, se deberían realizar unas 5 vueltas completas. Esto difiere del entrenamiento por series, en que se realizan las series completas de cada ejercicio antes de pasar a hacer el siguiente.
- El único caso en que se puede guardar descanso entre los ejercicios es cuando sea estrictamente necesario por la diferencia de postura. Por ejemplo, si se va a pasar de peso muerto a sentadilla. Del mismo modo, se puede guardar un descanso de 90 segundos entre cada vuelta.

Ejemplos de circuitos de entrenamiento

1. Circuito de Tumminello

El objetivo principal de este circuito es mantener activo nuestro metabolismo y mejorar la recuperación durante los días de descanso.

Para realizar el circuito, solo necesitaremos una kettlebell o una mancuerna, preferiblemente de material cómodo y fácil de manipular.

- **Sentadillas con peso sobre la cabeza**: esta variante de la sentadilla tradicional no solo aumenta el trabajo en glúteos y muslos, sino que involucra, en menor medida, esfuerzo en brazos y espalda. Para realizarlas:
  - Inicia de pie, separando los pies según el ancho de los hombros y con las puntas mirando ligeramente hacia afuera, mientras sostienes la kettlebell con ambas manos en pronación. Al inicio del ejercicio, los brazos deben estar extendidos hacia abajo.
  - Eleva los brazos hasta que la kettlebel quede por encima de tu cabeza. Los brazos deben permanecer extendidos casi por completo hacia arriba; esto quiere decir que puedes guardar una ligera flexión en los codos al subir.
  - Manteniendo pecho y espalda erguidos, ejecuta una sentadilla tradicional, flexionando las rodillas y llevando las caderas hacia atrás, hasta quedar casi por completo en cuclillas.
  - Vuelve a ponerte de pie, para realizar la siguiente repetición.
  - Haz 6-8 repeticiones.

Es importante que no balancees los brazos mientras realizas el ejercicio. La pesa siempre debe estar justo por encima de cabeza. Si la balanceas, afectarás la postura de manera perjudicial.

- **Lanzamientos o swings**: también conocido como balanceo entre las piernas, el swing es un ejercicio dinámico, capaz de entrenar glúteos, isquiotibiales, abdominales y espalda baja. Este es el modo correcto de realizarlo:
  - Inicia de pie, con los pies un poco más separados que el ancho de las caderas, sosteniendo una kettlebell con ambas manos en pronación. Los brazos deben estar extendidos por com-

pleto hacia abajo.

◦ Agáchate un poco, llevando las caderas ligeramente hacia atrás, para que la pesa quede colgando justo en medio de tus muslos. El tronco, evidentemente, debe estar inclinado hacia delante, pero no demasiado. El pecho debe permanecer alto.

◦ Para realizar el ejercicio, primero balancea la kettlebell hacia atrás entre tus piernas, pasándola detrás de tus muslos.

◦ Cuando la pesa regrese al frente, haz un movimiento explosivo con las piernas y las caderas para quedar de pie nuevamente. Aprovecha ese balanceo para mover los brazos hacia arriba, hasta llevar la kettlebell a la altura de tu cabeza.

◦ Invierte el movimiento para volver a quedar agachado con la pesa entre tus piernas, y hacer la siguiente repetición.

◦ Haz 6-8 repeticiones.

Es importante que no pierdas el impulso en tanto realizas las repeticiones.

- **Remo con kettlebell a una mano**: esta variante del remo tradicional nos da un mejor trabajo de tríceps y torso en general. Para realizarlo:

  ◦ Inicia de pie y de perfil a un banco plano, sosteniendo una kettlebell en la mano opuesta al banco.

  ◦ Apoya sobre el banco la rodilla y la mano más cercanas. La idea es que, visto de perfil, tu espalda forme una línea horizontal recta. La mano de la kettlebell debe permanecer colgando libremente, por fuera del banco; su pie correspondiente, debe estar apoyado en el suelo.

- Flexiona el codo hacia arriba para traer la kettlebell hasta tu pecho.
- Extiende el brazo nuevamente para realizar la siguiente repetición.
- Haz 8-10 repeticiones con cada brazo.

El ejercicio también se puede realizar sin el banco, apoyando el brazo opuesto al de la kettlebell sobre su muslo correspondiente, en posición de zancada. Lo importante es que el ejercicio resulte cómodo para la espalda.

- **Zancada inversa y giro, con kettlebell sobre la cabeza**: este es un ejercicio de movilidad bastante útil para glúteos, isquiotibiales y abdominales. Para ejecutarlo:
  - Inicia de pie, con los pies separados según el ancho de tus caderas y sosteniendo una kettlebell o mancuerna con ambas manos extendidas hacia abajo frente a ti.
  - En un solo movimiento, extiende los brazos hacia arriba, para llevar la kettlebell por encima de tu cabeza, a la vez que das una zancada inversa. La zancada inversa se ejecuta extendiendo una pierna hacia atrás hasta que el pie todo el suelo, mientras flexionas la rodilla de la pierna delantera hasta que el muslo delantero quede paralelo al suelo.
  - Una vez que estés en la posición de zancada, gira el tronco hacia el lado opuesto a la pierna que tienes extendida detrás de ti.
  - Invierte todo el movimiento para regresar a la posición inicial.
  - Realiza la siguiente repetición, cambiando de lado.
  - Haz 8-10 repeticiones en total.

Recuerda que el movimiento del ejercicio debe ser rápido para ir con el ritmo del circuito, pero no lo bastante como para dificultar la técnica del movimiento.

- **Hachazos diagonales**: también conocido como el leñador, este ejercicio entrena fundamentalmente los abdominales. Para realizarlo:
  - Inicia de pie, con los pies un poco más juntos que el ancho de las caderas y sosteniendo una kettlebell con ambas manos por encima de tu cabeza.
  - En un mismo movimiento, lleva hacia afuera, separándolo un poco más del otro, a la vez que bajas los brazos, llevando la kettlebell hacia el borde externo de la pierna que moviste. Los brazos deben permanecer extendidos, de modo que al bajar la kettlebell describas una especie de medialuna.
  - Invierte el movimiento para regresar a la vez, uniendo a un mismo tiempo las piernas y regresando la kettlebell arriba, por encima de la cabeza.
  - Repite el ejercicio, esta vez cambiando del otro lado.
  - Continúa haciendo el ejercicio alternando lados, hasta realizar 6-8 repeticiones de cada lado.

Llegado a este punto, puedes descansar unos 90 segundos antes de hacer la próxima vuelta. El objetivo es hacer este circuito hasta completar 5 vueltas.

2. Circuito de Ferruggia

Este circuito se debe realizar con un cronómetro, midiendo los tiempos y procurando realizar los 6 ejercicios en el menor tiempo posible. El objetivo, claro, será siempre batir la marca de tiempo anterior cada vez que se realice el circuito.

Para realizar el circuito de Ferruggia, solo necesitarás una barra olímpica cargada con unos 20 kg. Este peso puede incrementar, pero solo después de unas cuantas semanas consecutivas de haber aumentado la marca de velocidad. El objetivo, como hemos dicho, no es progresar en la carga sino en la velocidad.

- **Peso muerto con barra**: uno de los mejores ejercicios para trabajar los muslos y glúteos, a la vez que se corrigen los desequilibrios de la postura. Para ejecutarlo:
  - Inicia de pie, con los pies separados según el ancho de tus caderas y sosteniendo una barra a la altura de tus muslos, con ambas manos en pronación. Las rodillas deben estar ligeramente flexionadas.
  - Manteniendo la mirada al frente y la espalda lo más recta posible, lleva las caderas hacia atrás, para bajar el tronco hasta que la barra quede más abajo de las rodillas, pero sin tocar el suelo con los discos.
  - Haciendo presión con muslos y glúteos, invierte el movimiento para quedar erguido nuevamente.
  - El movimiento al subir puede ser más rápido que el movimiento al bajar la barra. Un principiante suele demorar 4 segundos en bajar la barra y 2 en volverla a subir.
  - Haz 6-8 repeticiones.

Es importante que la barra se mantenga siempre cerca de tu cuerpo al subir y bajar. Para controlar esto, un buen truco es colocar la barra en el suelo antes de empezar el ejercicio, y ubicarte detrás de ella de modo que tus empeines queden debajo de ella antes de sujetarla. De ese modo, tendrás una buena referencia de qué tan cerca de ti deberá estar.

- **Cargadas desde el muslo**: también conocido como clean pull, este ejercicio trabaja los flexores de la cadera, los isquiotibiales, trapecios y deltoides. Esta es la técnica para ejecutarlo:
  - Coloca una barra en el suelo, y sitúate detrás de ella bastante cerca, con los pies separados según el ancho de los hombros.

- Flexiona las rodillas y lleva las caderas hacia atrás (como en el peso muerto), para que bajes hasta que puedas sujetar la barra con ambas manos en pronación, con los brazos extendidos hacia abajo. La separación de las manos entre sí debe ser ligeramente superior al ancho de tus hombros.
- Aplicando la fuerza con muslos y glúteos, ponte erguido y levanta la barra del suelo, hasta que esta quede a la altura de tus muslos.
- En un movimiento explosivo flexiona los codos hacia afuera para llevar la barra hasta la altura de tu pecho (las palmas de las manos siguen mirando hacia ti), a la vez que flexionas un poco las rodillas para amortiguar el impacto de la cargada. La espalda y las caderas no deberían arquearse mientras realizas este movimiento.
- Invierte el movimiento para llevar la barra a la altura de tus muslos, y desde ahí hacer la siguiente repetición.
- Haz 6-8 repeticiones seguidas, siempre desde el muslo, antes de bajar la barra al suelo y pasar al siguiente ejercicio.

Como se ve, el movimiento es diferente al del clean o cargada tradicional, en que la barra sube a la altura de los hombros.

- **Sentadilla frontal**: esta versión de la sentadilla tradicional intensifica el esfuerzo a nivel de glúteos, cuádriceps y abdominales. Para realizarla:
  - Hay dos maneras de entrar en el ejercicio: puedes tomar la barra desde un rack y colocarla por encima de tu pecho, con las palmas de ambas manos mirando hacia arriba, o puedes tomarla desde el suelo haciendo el recorrido del clean o cargada tradicional. De cualquier

forma, la espalda siempre deberá estar recta antes de empezar el ejercicio, las manos un poco más separadas que el ancho de los hombros, y los pies deberán estar ligeramente más separados que el ancho de las caderas.

- Una vez que estés en posición de inicio, con la barra justo en la parte alta de tu pecho, flexiona las rodillas y lleva las caderas hacia atrás, para hacer una sentadilla tradicional.
- Invierte el movimiento para quedar de pie nuevamente, sin bajar la barra del pecho, y desde ahí ejecuta la siguiente repetición.
- Haz unas 6-8 repeticiones.

Recuerda que la mirada debe permanecer fija al frente mientras subes y bajas, para mantener el equilibrio y conservar la postura recta de la espalda.

- **Press militar**: también conocido como press frontal, este ejercicio construye masa muscular en el pecho y hombros, Para realizarlo:
  - Inicia de pie, con la espalda recta, las rodillas ligeramente flexionadas y los pies separados según el ancho de tus caderas, sujetando la barra con el agarre prono, con los brazos extendidos hacia abajo. Las manos deben guardar una separación ligeramente superior al ancho de los hombros.
  - Flexiona los codos de manera que la barra suba por encima de tu pecho, a la altura de los hombros. En este punto, las palmas de las manos deben quedar mirando hacia arriba.
  - Desde esta posición, toma el aire lentamente a medida que subes las manos en línea recta, hasta quedar con los brazos casi totalmente extendidos y con la barra por encima de la cabeza.
  - Invierte lentamente el movimiento para bajar

los brazos a la posición inicial. Mientras lo haces, espira el aire poco a poco.

○ Haz 8-10 repeticiones.

Para hacer más intenso este ejercicio, haz más lenta la parte excéntrica del ejercicio, es decir, cuando bajas la barra de vuelta al pecho. De esto modo garantizas que el músculo trabaje más, incluso en la parte más sencilla del ejercicio.

- **Remo con barra**: este ejercicio se centra en el trabajo de tríceps, pecho y espalda. Esta es la técnica para realizarlo:
  ○ Comienza de pie, con las rodillas ligeramente flexionadas y el tronco inclinado hacia delante, formando un ángulo de 45°, mientras sostienes una barra en pronación, con ambos brazos extendidos hacia abajo.
  ○ Manteniendo la espalda recta y sin flexionar el cuello, flexiona los codos para subir la barra hasta que toque el pecho, a la altura de tus pezones.
  ○ Sin salir de la postura de tronco inclinado, extiende los brazos nuevamente para realizar la siguiente repetición.
  ○ Haz 6-8 repeticiones.

En este tipo de ejercicios, en que la postura de espalda debe cuidarse tanto, es importante apoyarse con la respiración: lo correcto es que inspires el aire en la fase concéntrica (al subir la barra) y lo espires en la fase excéntrica (al bajar la barra).

- **Peso muerto rumano con barra**: también llamado peso muerto con piernas rígidas, esta variante del peso muerto tradicional implica un mayor trabajo a nivel de isquiotibiales:
  ○ Inicia de pie, como en el peso muerto tradicional, con las rodillas ligeramente flexionadas y sujetando la barra cerca de los muslos, con

ambas en pronación.
- El cambio significativo de esta versión es que las piernas no pierden su posición mientras subes y bajas la barra. Es decir, que no vas a llevar atrás las caderas como si te estuvieras acuclillando. En lugar de eso, realizarás el movimiento llevando el tronco hacia delante tanto como puedas, siempre manteniendo la espina dorsal lo más recta que sea posible.
- Realiza unas 8-10 repeticiones.

Si tienes suficiente flexibilidad, puedes subirte a un step mientras realizas el ejercicio, para darle mayor profundidad al movimiento.

Una vez que hayas llegado a este punto, puedes tomar 90 segundos para descansar antes de hacer la siguiente vuelta. Puedes realizar una 5 vueltas en total.

3. Circuito de mancuernas

Para este circuito necesitarás tomar una mancuerna en cada mano, preferiblemente que no sean muy pesadas: con unos 3-5 kg será más que suficiente, pues el objetivo sigue siendo la velocidad. Igualmente, puedes realizar progresión de carga si lo deseas, pero recuerda que esto debe hacerse únicamente después de una semana de haber hecho el circuito satisfactoriamente.

- **Zancadas inversas**: este ejercicio se centra en trabajar cuádriceps y glúteos en conjunto. Para realizarlo:
  - Inicia de pie, con los pies separados según el ancho de tus hombros y sujetando una mancuerna en cada mano, con los brazos colgando libres a los costados. Las manos deben estar en agarre neutro, con las palmas mirando hacia dentro.
  - Manteniendo la espalda recta, realiza una zancada inversa. Recuerda que esto se hace extendiendo una pierna hacia atrás casi por com-

pleto, mientras la pierna delantera permanece flexionada, con el muslo paralelo al suelo.

◦ Haciendo presión con glúteos y muslos, invierte el movimiento para ponerte por completo de pie nuevamente.

◦ Realiza las siguientes repeticiones alternando lados. En total, haz 10 repeticiones (5 con cada pierna).

Recuerda mantener la vista al frente y el abdomen con una tensión ligera para conservar la postura.

- **Peso muerto rumano con mancuernas**: el modo realizar este ejercicio no difiere de la versión con barra que se ha explicado. Al iniciar el ejercicio, las mancuernas deberán estar sujetas en pronación, por el frente de los muslos. Debes hacer unas 10 repeticiones.

- **Flexiones de brazos en el suelo con mancuernas**: realizar las flexiones de brazos sobre un par de mancuernas, ayuda a que nos concentremos más en el trabajo del pecho. Para realizar el ejercicio:

    ◦ Inicia bocabajo en el suelo como en la posición de flexión tradicional, con las puntas de los pies apoyadas en el suelo y las manos en línea recta con los hombros, apoyadas sobre un par de mancuernas. El agarre usado será el agarre neutro, con las palmas de las manos mirándose entre sí.

    ◦ Manteniendo la espalda recta, inspira y flexiona los codos para bajar hasta que el pecho quede casi en contacto con el suelo.

    ◦ Espira e invierte el movimiento, para hacer la siguiente repetición.

    ◦ Haz 10 repeticiones.

Si no dispones de mancuernas hexagonales, puedes realizar este ejercicio a la manera tradicional, prescindiendo de las mancuernas.

- **Remo con mancuernas**: a pesar de ser bastante sencillo en apariencia, este ejercicio trabaja espalda, hombros, bíceps y abdomen en conjunto. Para realizarlo:
  - Inicia de pie, sujetando una mancuerna en cada mano con los brazos colgando libres a los costados.
  - Flexiona un poco las rodillas y lleva el tronco hacia delante, formando un ángulo de unos 45°.
  - Manteniendo la espalda recta, flexiona los codos para llevar las mancuernas a la altura del pecho, contrayendo los trapecios.
  - Sostén la posición un par de segundos.
  - Extiende los brazos nuevamente para realizar la siguiente repetición, sin salir de la postura de tronco inclinada.
  - Haz 8 repeticiones.
- **Sentadillas con mancuernas**: al igual que con las otras versiones de la sentadilla, el trabajo en este caso se sigue sentando en isquiotibiales y glúteos. Para realizarlas:
  - Inicia de pie, con los pies separados según el ancho de las caderas y sosteniendo una mancuerna en cada mano, con los brazos colgando a los costados.
  - Realiza una sentadilla tradicional, sacando el pecho y con la mirada al frente, siempre con los brazos extendidos hacia abajo.
  - Vuelve a la posición inicial, para hacer la siguiente repetición.
  - Haz 10 repeticiones.
- **Press militar unilateral con mancuerna**: esta versión del press militar hace más concentrado el trabajo en deltoides. Para realizar el ejercicio:
  - Inicia de pie o sentado en el borde de un banco plano, con la espalda recta y sosteniendo una mancuerna en una mano en pronación. La otra

- mano puede estar apoyada contra alguna superficie o flexionada detrás de la espalda para ayudar a mantener el equilibrio.
  ◦ Flexiona el codo para subir la mancuerna a la altura del hombro.
  ◦ Inspira y extiende el brazo en línea recta hacia arriba. No hace falta que lo extiendas por completo: puedes mantener una ligera flexión en el codo al llegar arriba.
  ◦ Espira e invierte todo el movimiento, para regresar a la posición inicial y repetir el ejercicio.
  ◦ Haz 10 repeticiones con cada brazo.

Llegado a este punto, toma 90 segundos para descansar. Luego haz todo el circuito hasta completar 5 vueltas.

4. Circuito de peso corporal

Los circuitos de peso corporal suelen ofrecer menores resultados que los circuitos de levantamiento de peso. No obstante, no dejan de ser buenas opciones para cuando estamos de viaje o simplemente estamos en nuestras casas y no contamos con equipamiento básico. En este circuito, lo único que necesitarás será una barra de dominadas

El objetivo de este circuito será realizar 6 repeticiones de cada ejercicio en el menor tiempo posible, hasta completar 5 vueltas. Reduce el descanso entre cada vuelta al menor tiempo posible.

- **Sentadillas**: realizar una sentadilla de peso corporal no es difícil en absoluto. Sin embargo, estos consejos deberían bastar para mejorar la técnica:
  ◦ Debes iniciar de pie, con los pies separados según el ancho de tus caderas y con la espalda recta, manteniendo el pecho en alto.
  ◦ Al bajar, debes hacerlo llevando las caderas hacia atrás mientras flexionas las rodillas. Un error común en este punto es llevar las pantorrillas hacia delante. Por norma general, las ro-

dillas nunca deberán superar las puntas de los pies.

- El movimiento al subir debe ser rápido, pero no explosivo al punto en que nos haga perder la separación de piernas o nos genere balanceos en cadera y columna. Lo mejor es impulsarnos hacia arriba con glúteos y muslos, manteniendo la espalda recta, y no balanceando los brazos.

- **Dominadas**: los beneficios de las dominadas se dejan ver en virtualmente todo el tren superior, mejorando la postura y desarrollando fuerza en hombros, pecho, trapecios y brazos. Para realizarlas correctamente:

  - Existen distintas aperturas de brazos para hacer el agarre de las dominadas, según la zona que queramos trabajar. Sin embargo, la posición tradicional y más recomendable para principiantes es con las manos separadas, apenas un poco más que el ancho de los hombros. Una apertura mayor o menor que esa dificultaría el trabajo cuando se es novato.

  - Las manos pueden estar en posición prona o supina, pero siempre cubriendo la barra fijamente. Cuando se empieza, el agarre prono es el más recomendable.

  - No se debe saltar a la barra para alcanzarla. En su lugar, apoyarse en un banco para subir hasta ella es mucho más adecuado.

  - Una vez ubicado en la posición adecuada, debes dejar reposar todo el peso en ella, extendiendo los brazos por completo. Iniciar el ejercicio con los brazos recogidos es hacer trampa, y no permite una progresión correcta.

  - Las piernas deben estar recogidas y quietas.

  - Tomando una buena bocanada de aire (que debes mantener al subir) empieza a elevar el cuerpo contrayendo los dorsales.

- No te debes impulsar con las piernas durante el ascenso. Estas deberán permanecer estáticas, sin balancearse para empujar el cuerpo.
- En una situación ideal, el movimiento deberá hacerse hasta que la barbilla supere la barra. El ejercicio no se hará completamente hasta que no puedas llegar ahí.
- Para bajar, debes hacerlo más lentamente que cuando subiste.
- En cada repetición que hagas, los brazos deben quedar nuevamente estirados por completo al bajar.

- **Flexiones de brazos**: al igual que las sentadillas, las flexiones de brazos son un tipo de ejercicio clásico que muchas personas creen dominar. Sin embargo, atendiendo a estos consejos su ejecución puede mejorar bastante:

  - Para iniciar las flexiones de brazo en el suelo, debes colocarte bocabajo, con las manos directamente por debajo de los hombros y con los brazos extendidos. Los pies, por su parte, deben estar ligeramente separados entre sí y apoyados firmemente sobre las plantas de los dedos.
  - Desde esta posición alta, inspira el aire poco a poco mientras desciendes flexionando los brazos, con las puntas de los codos mirando hacia afuera.
  - Lo ideal es que el movimiento hacia abajo se extienda hasta que el torso roce el suelo, pero sin apoyar el peso por completo.
  - Invierte el movimiento y exhala el aire para regresar a la posición inicial.
  - Lo ideal es que tanto el movimiento de bajada como el de subida se realicen a una velocidad análoga, si bien es cierto que al inicio muchas

personas suelen hacer la bajada mucho más rápido, dejando sueltos los brazos. Este error debe minimizarse para considerar que el ejercicio se hace de forma correcta.

- **Fondos en banco**: los fondos en banco constituyen un ejercicio de aislamiento efectivo para el tríceps, que también genera beneficios a nivel del pecho. Para realizarlos:
  - Inicia sentado en el borde de un banco plano, con las piernas extendidas y separadas según el ancho de las caderas.
  - Pon ambas manos sobre el borde del banco, con las palmas hacia abajo, y desplaza los pies un poco hacia delante, para que despegues los glúteos de la superficie.
  - Flexiona los codos para bajar el tronco, hasta que los glúteos queden casi en contacto con el suelo.
  - Haciendo fuerza desde los tríceps, sube el tronco nuevamente, para realizar la siguiente repetición.

Es importante que los brazos se mantengan siempre cerca del torso mientras se realiza el ejercicio. De otro modo, el esfuerzo del ejercicio pasaría más al pecho y menos a los tríceps.

CAPÍTULO 9. RUTINA PARA ADELGAZAR CON SOLO DOS MANCUERNAS

En capítulos anteriores, mencionábamos que era posible adelgazar utilizando simplemente un par de mancuernas. Esta afirmación, que a muchos puede parecer exagerada, es de hecho una gran verdad.

Las pesas no solo incrementan el gasto calórico, sino que desencadenan una serie de pequeños cambios en nuestro cuerpo que nos ayudan a adelgazar. No hablamos solamente de darle un uso práctico a la grasa y al glucógeno almacenado en nuestros músculos, sino que la mayor cantidad de masa muscular mejorará el metabolismo y el gasto calórico basal.

Muchas personas temen que al ejercitarse con pesas puedan desarrollar un cuerpo más voluminoso, menos delgado o definido, pero esto no necesariamente debe ser así.

Si se entrena con una progresión de cargas y aumento de ingesta calórica, el resultado evidente es que acabaremos ganando volumen; si entrenamos en cambio con una progresión de carga muy leve y manteniendo un consumo de calorías regular, lo que conseguiremos es un cuerpo que no solamente será más delgado, sino más tonificado y estético.

Para lograr eso, es indispensable desarrollar una buena rutina con mancuernas, que contemple la cantidad de ejercicios y repeticiones necesarias.

Rutina para adelgazar con solo dos mancuernas

1. Press de banca con mancuernas

Este ejercicio se centra en el trabajo del pecho y, en menor medida, de los deltoides y brazos. Para realizarlo:

- Inicia de pie y de espaldas a un banco plano, con los pies separados según el ancho de las caderas y sosteniendo una mancuerna en cada mano en pronación, con las palmas mirándose entre sí.
- Siéntate en el banco, apoyando las mancuernas sobre los muslos.
- Recuesta la espalda por completo en el banco.
- Trae las mancuernas hacia los costados, apoyándote con los muslos, hasta que quedes con los codos flexionados hacia abajo y las mancuernas a los lados del pecho. Este es el modo correcto de entrar en el ejercicio y acomodarte en el banco sin poner una carga de peso extra sobre la espalda.
- Una vez ubicado en la posición de inicio, apoya los pies firmemente en el suelo a la vez que elevas las mancuernas sobre el pecho, hasta que casi se toquen al llegar arriba.
- Baja las mancuernas nuevamente a la altura del pecho, para realizar la siguiente repetición.
- Haz unas 6-8 repeticiones, hasta completar 3 series.

2. Elevaciones laterales con mancuernas

Este ejercicio de aislamiento se enfoca fundamentalmente en los deltoides, aunque también trabaja el trapecio. Para ejecutarlo:

- Inicia de pie, sosteniendo una mancuerna en cada mano en agarre neutro, con los brazos colgando libres a los costados. Los pies deben estar separados un poco más que el ancho de las caderas.
- Manteniendo la espalda recta, eleva las mancuernas

hasta que los brazos queden paralelos al suelo.
- Bajo los brazos de vuelta a los costados, para hacer la próxima repetición.
- Haz 6-8 repeticiones, hasta completar 3 series.

3. Remo con mancuerna a una mano

Este ejercicio trabaja el dorsal ancho, el redondo mayor y el deltoides. La técnica para ejecutarlo será la misma del remo con kettlebell a una mano: apoyando rodilla y mano en un banco plano, para quedar con el tronco horizontal, mientras el brazo libre se flexiona y extiende haciendo subir y bajar la mancuerna hasta el pecho.

Haz 6-8 repeticiones, hasta completar 3 series.

4. Extensiones unilaterales detrás de la cabeza

Nada mejor que este ejercicio de aislamiento para trabajar el tríceps a conciencia. También se le conoce como extensiones de tríceps verticales. Para ejecutarlo:

- Inicia de pie o sentado en el borde de un banco plano, manteniendo la espalda recta y sosteniendo una mancuerna en una mano, con el brazo extendido por encima de la cabeza con agarre neutro. El codo puede estar ligeramente flexionado. Asimismo, el brazo libre puede cruzarse de tras de la espalda para dar mayor apoyo a la postura.
- Generando cierta presión a nivel del abdomen, flexiona el codo para que la mancuerna baje hasta estar casi en contacto con el trapecio.
- Extiende el brazo nuevamente, para realizar la siguiente repetición.
- Haz 8-10 repeticiones en total, hasta completar 3 series con cada brazo.

5. Curl de bíceps

Como su nombre lo indica, este es un ejercicio clásico de aislamiento centrado en el trabajo de bíceps. Para realizarlo:

- Inicia de pie, con los pies separados según el ancho de las caderas y sujetando una mancuerna en cada mano en supinación, con los brazos colgando a los costados.

- Manteniendo la espalda recta y los brazos siempre pegados a los costados, flexiona desde el codo para subir ambas mancuernas lo más cerca de los hombros que te sea posible.
- Extiende los brazos nuevamente, para realizar la siguiente repetición.
- Haz 8-10 repeticiones, hasta completar 3 series con cada brazo.

6. Zancadas con mancuernas

Este ejercicio se centra en el trabajo de cuádriceps, aunque también convoca el esfuerzo a nivel de glúteos. Para realizarlo:

- Inicia de pie, sosteniendo una mancuerna en cada mano con agarre neutro, y con los brazos colgando libremente a los costados. Los pies deben permanecer separados según el ancho de las caderas.
- Da un paso largo al frente con una pierna, hasta quedar en una posición de zancada, con el muslo de la pierna delantera paralelo al suelo y la pierna trasera extendida, con la rodilla trasera casi tocando el suelo.
- Es importante que la espalda permanezca recta y que los brazos no se balanceen al dar el paso hacia delante.
- Haciendo presión con los glúteos y los muslos, invierte el movimiento para quedar de pie nuevamente.
- Realiza la siguiente repetición cambiando de lados.
- Continúa alternando lados hasta completar 3 series de 8 repeticiones con cada pierna.

7. Elevación de talones sentado

También conocido como extensión de gemelos sentado, este ejercicio se concentra en el trabajo de gemelos. Para ejecutarlo:

- Inicia sentado en el borde de un banco plano, con los pies apoyados en el suelo y separados según el ancho de las caderas, apoyando una mancuerna sobre cada muslo.

- Lentamente, eleva ambos talones del suelo lo más que puedas, de modo que sientas la contracción a nivel de las pantorrillas.
- Baja los talones nuevamente, para realizar la siguiente repetición.
- Haz 3 series de 8 repeticiones cada una.

8. Curl de piernas con mancuernas

Este ejercicio de aislamiento se centra en el desarrollo de los isquiotibiales. Para realizarlo:

- Inicia acostado bocabajo en el suelo o sobre un banco plano, sosteniendo una mancuerna entre ambos pies. Las manos pueden estar sujetas debajo de ti o agarrando algún punto de apoyo, para dar estabilidad a la postura.
- Inspirando el aire y sin arquear la columna, flexiona las piernas para traer la mancuerna lo más cerca que puedas de los glúteos.
- Extiende las piernas nuevamente, para realizar la siguiente repetición. Es importante que la mancuerna no toque el suelo en tanto sigas haciendo las repeticiones de cada serie.
- Realiza el ejercicio hasta completar 3 series de 8-10 repeticiones cada una.

9. Sit-ups con mancuerna

Los sit-ups son el ejercicio abdominal más común que existe. Agregando el peso de una mancuerna se incrementan los beneficios. Para realizar el ejercicio:

- Inicia acostado en el suelo bocarriba, sosteniendo una mancuerna con ambas manos, con los brazos extendidos por encima del pecho. Las piernas deben permanecer flexionadas formando una V invertida. Es importante que los pies no toque por completo los glúteos: este es un error común que dificulta innecesariamente el ejercicio.
- Manteniendo los brazos extendidos, espira el aire y

eleva el tronco del suelo hasta que quedes sentado.

- Inspira el aire e invierte el movimiento para quedar nuevamente en la posición de inicio.
- Realiza este ejercicio hasta completar 3 series de 8-10 repeticiones.

Preguntas frecuentes sobre la rutina con mancuernas para adelgazar

¿Cuántas veces por semana se puede realizar esta rutina?

Como ocurre con cualquier tipo de entrenamiento, esta rutina se puede realizar más de una vez por semana, pero siempre guardando un tiempo prudente de reposo entre cada día de entrenamiento, para dejar que los músculos se regeneren a su ritmo.

Lo mejor es realizar la rutina no más de tres veces por semana, y siempre dejando uno o dos días entre cada entrenamiento.

¿Es recomendable variar los ejercicios?

Para romper con la monotonía, puedes variar el orden de los ejercicios, o incluso probar con otras alternativas, siempre y cuando no repitas los grupos musculares. Es decir, que si ya estás realizando curl de bíceps, no debería sacar las elevaciones de talones para realizar otro ejercicio de bíceps.

Respetando este principio, perfectamente podrás experimentar con esta rutina para ajustarla a tu gusto.

CAPÍTULO 10. LA MEJOR RUTINA DE DEFINICIÓN QUE EXISTE

Una vez que has avanzado en tus entrenamientos, corregido los posibles fallos en tu alimentación y hábitos cotidianos, el siguiente gran paso es prolongar esos resultados en el tiempo, buscando una gran rutina de definición. Hay que ser justos y reconocer que esto no es algo sencillo.

Las rutinas de definición deben elaborarse obedeciendo a un complejo equilibrio. No es fácil combinar un estado hipocalórico con ejercicios de gran esfuerzo. Si esto se hace mal, ya no estaremos definiendo músculo sino perdiendo el que hayamos obtenido en períodos previos de volumen; o, si somos novatos, tendremos una pérdida de grasa irregular y lenta. Aquí no hay que correr riesgos ni improvisar.

Para garantizar los resultados deseados, lo mejor es acudir a rutinas formuladas por atletas y entrenadores de experiencia, y en esta ocasión queremos presentar una que ha sido formulada por dos entrenadores bastante conocidos en todo el panorama mundial: Charles Poliquin y Christian Thibaudeau.

Poliquin es graduado en Fisiología del Ejercicio, y fue uno de los grandes impulsores del entrenamiento alemán de volumen durante los años 90. Thibaudeu, por su parte, es un culturista y entrenador, muy famoso entre los asiduos de los entrenamientos con pesas por sus contribuciones a revistas famosas alrededor del mundo. Así pues, son dos nombres a tener en cuenta, y este entrenamiento tiene su sello de calidad.

Principios básicos de la rutina

Charles Poliquin sacó a la luz la relación que hay entre la liberación de ácido láctico y la liberación de hormona del crecimiento. La hormona del crecimiento promueve la lipólisis, un proceso metabólico durante el cual los lípidos se convierten en ácidos grasos para cubrir las necesidades energéticas, lo que estimula la hipertrofia a la vez que defiende el músculo. Por lo tanto, el primer principio básico de esta rutina será el estimular la mayor liberación posible de ácido láctico.

Al estar en régimen hipocalórico tu cuerpo no dispondrá de suficientes calorías provenientes de la comida y tendrá que usar a la vez lípidos y músculo. Aquí juega otro papel fundamental la rutina. Da igual cual sea tu dieta: si no minimizas el efecto hipocalórico sobre tu músculo vas a quedar igual que antes. Por tanto, debes exigir al cuerpo que no consuma músculo. Esto se logra con un trabajo muscular que produzca mucha tensión. Hay dos maneras principalmente: **levantamiento pesado** y **tensión isométrica**.

El levantamiento pesado produce mucha tensión muscular, al exigir a tus músculos trabajar bajo condiciones de alta producción de fuerza. Esta tensión muscular se traduce en un intento de adaptación del cuerpo: hipertrofia. En nuestro caso, bajo régimen hipocalórico, se traducirá en "necesito estos músculos para levantar ese peso, no consumiré los músculos".

Por su parte, es posible también generar grandes tensiones mediante usando contracciones isométricas. Consiste en mantener un esfuerzo continuado del músculo sin alargarlo ni contraerlo durante un corto periodo de tiempo. Un ejemplo claro sería quedarnos varios segundos en la posición más profunda de la sentadilla.

¿A qué llamamos levantamiento pesado?

El objetivo del levantamiento pesado será **mantener** la máxima cantidad posible de masa muscular durante la definición. Por ello se realizará 2 días por semana, con un volumen reducido.

Solo se realizarán movimientos compuestos (multiarticulares) que impliquen gran cantidad de músculos para generar la mayor tensión posible. El trabajo de aislamiento, tales como brazo o gemelos, queda fuera del entrenamiento pesado, ya que con los ejercicios multiarticulares dichos músculos quedarán suficientemente estimulados. Gastar fuerza en ellos es inútil en nuestro caso: no puedes maximizar el crecimiento, solo puedes minimizar las pérdidas. Queremos mantenernos lo máximo posible, por lo cual esas fuerzas deben ser reservadas para levantamientos más pesados o hacer más cardio.

La distribución recomendada por los entrenadores Poliquin y Thibaudeau es la de **torso-pierna**. En esta distribución se entrena un día de pecho y espalda y otro de cuádriceps y femorales.

En los días de entrenamiento pesado se debe trabajar de la siguiente forma:

- Se hace una superserie de un ejercicio compuesto (4-6 repeticiones) con un ejercicio de aislamiento (6-8 repeticiones). Solo se descansa al final de la superserie, nunca entre ejercicios.
- Tras acabar la superserie del primer grupo muscular, descansamos 2 minutos y hacemos la superserie del otro grupo muscular. Tras terminar ambas, volvemos a empezar por el primero.
- Cada superserie se ha de completar entre 5-6 veces.

El mejor modo de entender todo esto es a través de un ejemplo. Los ejercicios se pueden variar mientras el primer ejercicio sea compuesto y el segundo de aislamiento:

Día de piernas pesado

- **Sentadillas olímpicas (A1):** haz 4-6 repeticiones. Para realizarlas:
  - Inicia de pie en un rack, separando los pies según el ancho de los hombros y tomando la

barra por detrás de la nuca, sujetándola con ambas manos. Procura que las manos no estés demasiado separadas y que el agarre sea firme, para evitar que la barra cause un estrés excesivo sobre el cuello y los hombros.

○ Manteniendo la espalda lo más vertical que te sea posible, flexiona las rodillas y lleva las caderas hacia atrás, para realizar la sentadilla.

○ Haz presión con los muslos para regresar a la posición inicial.

Es importante que no descuides la posición: el esfuerzo debe hacerse siempre con los cuádriceps para que no perjudique a la zona lumbar.

- **Extensiones de cuádriceps en máquina (A2)**: haz 6-8 repeticiones. Para realizar el ejercicio:
    ○ Inicia sentado en la máquina de extensiones de piernas (también llamada máquina para curl femoral), con los pies por debajo del rodillo, la espalda bien pegada al espaldar de la máquina, y sujetando firmemente los agarres laterales de la máquina con las manos.
    ○ Inspire el aire y extiende las rodillas para subir el peso lo más que puedas, pero sin lastimarte. El movimiento no debe ser lento, pero si controlado.
    ○ Baja el peso un poco más lentamente, para regresar a la posición de inicio.
- Descansa por 2 minutos.
- **Peso muerto con barra (B1)**: haz 4-6 repeticiones. La técnica y recomendaciones son las mismas que ya se explicaron al principio del libro.
- **Curl femoral tumbado en máquina (B2)**: haz 5-6 repeticiones. Para realizar el ejercicio:
    ○ Inicia acostado bocabajo en la máquina específica del curl femoral tumbado, con los tobi-

llos bajo los rodillos de la máquina. Las manos deben sujetar los agarres laterales de la máquina.

- ◦ Flexiona las rodillas para elevar el peso cuanto puedas.
- ◦ Extiende las rodillas para hacer la siguiente repetición, sin dejar caer el peso por completo.
- · Descansa 2 minutos.
- · Realiza toda la rutina nuevamente desde A1, hasta completar las 5-6 vueltas.

Día de torso pesado

- · **Press de banca con barra (A1)**: haz 4-6 repeticiones. Para realizar el ejercicio:
  - ◦ Comienza acostado bocarriba en un banco plano, con los pies apoyados firmemente en el suelo y sujetando la barra con las manos en pronación, separadas un poco más que el ancho de los hombros.
  - ◦ Espira el aire y flexiona los codos para bajar la barra hacia tu pecho. Esta deberá quedar por debajo de tus pezones al llegar abajo.
  - ◦ Haz una pausa.
  - ◦ Inspira el aire y regresa la barra arriba para continuar.
- · **Aperturas en banca (A2)**: haz 6-8 repeticiones. Para ejecutarlas:
  - ◦ Inicia acostado bocarriba en un banco plano y estrecho, con los pies separados y apoyados firmemente en el suelo, mientras sostienes un par de mancuernas sobre tu pecho, con los brazos extendidos hacia arriba (sin bloquear los codos). Debes usar el agarre neutro, con las palmas de las manos mirándose entre sí.
  - ◦ Abre los brazos hacia los lados, hasta que queden casi paralelos al suelo.

- ◦ Invierte el movimiento para volver a la posición de inicio y continuar el ejercicio.
  - Tómate 2 minutos para descansar.
  - **Remo con barra (B1)**: haz 4-6 repeticiones. La técnica para ejecutarlo es la misma que ya hemos explicado.
  - **Remo con mancuerna a una mano (B2)**: haz 6-8 repeticiones. Para realizar debes buscar un banco que te sirva de apoyo, y la técnica será la misma que usas para el remo con kettlebel a una mano.
  - Tómate 2 minutos para descansar.
  - Repite toda la rutina desde A1 hasta completar 5-6 vueltas.

¿Cómo aumentar la liberación de ácido láctico?

La manera más sencilla de aumentar la liberación de ácido láctico es entrenando todos los músculos del cuerpo en cada sesión. Además, si alternamos músculos alejados entre sí conseguiremos un efecto mucho mayor. Esto consistiría en alternar músculos del torso con músculos de la pierna para potenciar dicha segregación.

Otra opción es hacer más cortos los intervalos de descanso: cuanto menores sean, mayor llegará a ser esta liberación de ácido láctico, al empezar a trabajar en la zona anaeróbica láctica. Y, por último, si aumentamos el volumen mediante un aumento de repeticiones conseguiremos que el trabajo por serie esté entre 50-70 segundos, intervalo de tiempo donde la liberación de ácido láctico es máxima.

Si tienes dudas sobre cómo conseguirás aumentar el volumen efectivamente, la respuesta en simple: mediante lo que Thibaudeau denomina **circuitos lácticos**. Pero recuerda, el aumento de repeticiones solo es útil acompañado de disminución de intervalos de descanso y alternando entre músculos alejados entre sí. Solo será usado este sistema en los circuitos.

Como ya hemos dicho al principio del libro, estos circuitos no buscan la hipertrofia, únicamente buscan la liberación de ácido láctico para segregar la hormona del crecimiento.

Durante los circuitos lácticos se trabaja de la siguiente manera:

- Todos los ejercicios son una serie gigante, es decir, no hay descanso entre ejercicio y ejercicio.
- Todos los ejercicios se realizan en un rango de repeticiones entre 12-15 para el circuito A, 15-20 para el circuito B y C.
- Puedes descansar entre 1 o 2 minutos después de completar todos los ejercicios del circuito.
- Todos los circuitos se deben completar 3 veces antes de pasar al siguiente.

A modo de complemento, también se puede añadir ejercicios auxiliares de la halterofilia al circuito. En la halterofilia, los dos movimientos olímpicos utilizan todos los músculos del cuerpo. No quiere decir que sea mejor o diferente, pero es otro enfoque interesante.

Circuito A (12-15 repeticiones)

- **Ejercicio de torso de empuje horizontal**: Press de banca en cualquiera de sus variantes, flexiones, aperturas en cualquiera de sus variantes o fondos.
- **Ejercicio de pierna de empuje**: Sentadillas en cualquiera de sus variantes, prensa, zancadas y todas sus variantes.
- **Ejercicio de torso de tirón horizontal**: Remo con barra, remo con mancuerna, remo sentado (cualquier agarre) o remo inverso.
- **Ejercicio de pierna de tirón o femoral dominante**: peso muerto en cualquiera de sus variantes o buenos días.
- **Ejercicio abdominal**.

Circuito A (potencia)

- **Press de banca.**
- **Sentadilla sobre la cabeza con barra:**
  - Inicia de pie, con los pies separados según el ancho de los hombros y con las puntas mirando un poco hacia fuera, mientras sostienes una barra a la altura de las caderas. La manos deben

estar en pronación y muy separadas entre sí, casi tocando los discos.

- ○ Lleva la barra a tu pecho y desde ahí súbela hasta que quede por encima de tu cabeza (push press).
- ○ Manteniendo la espalda lo más recta que te sea posible, flexiona las rodillas y baja las caderas para quedar en la posición de sentadilla tradicional.
- ○ Es importante que la barra no se balancea hacia delante y hacia atrás cuando hagas la sentadilla.
- ○ Haz fuerza con glúteos y muslos para regresar a la posición inicial.
- **Remo con barra**.
- **Tirones de arrancada**: también conocidos como snatch pull. Esta es la forma correcta de realizarlos:
    - ○ Inicia de pie frente a una barra apoyada en el suelo, con los pies separados según el ancho de los hombros y los empeines justo por debajo de la barra.
    - ○ Flexiona las rodillas y lleva las caderas para atrás, hasta quedar en posición de sentadilla.
    - ○ Sujeta la barra con ambas manos. La separación entre ellas debe ser grande, de modo que casi toques cada disco con ellas.
    - ○ Ponte de pie manteniendo la barra cerca de ti, como si hicieras el ascenso del peso muerto, pero con algo más de velocidad.
    - ○ Cuando la barra llegue a tus muslos, haz un movimiento explosivo con caderas y brazos, para dar un tirón de ella y subirla por encima de tu abdomen (la barra siempre está cerca del cuerpo).
    - ○ Realiza todo el movimiento a la inversa para regresar la barra al suelo, y repetir el ejercicio.

- **Plancha**: también se le conoce como plank. Este ejercicio se realiza por tiempo, donde cada repetición dura unos 30 segundos. Para realizarla:
  - Debes estar bocabajo en el suelo, apoyado sobre las palmas de manos, antebrazos, rodillas y las puntas de los pies.
  - Eleva las rodillas del suelo y mantén la posición durante 30 segundos.
  - Es importante que no muevas la cadera ni pierdas la posición. El cuerpo debe formar una línea lo más recta que te sea posible desde la cabeza hasta los pies. Para esto, genera presión en abdomen, glúteos y muslos.
  - Pasados los 30 segundos, baja las rodillas, descansa 10 segundos y luego pasa a la siguiente repetición.

Circuito B (15-20 repeticiones)

- **Ejercicio de torso de empuje vertical**: Press militar en cualquiera de sus variantes, push press, elevaciones laterales con mancuernas, jerk en cualquiera de sus variantes.
- **Ejercicio de pierna de empuje**: Sentadillas en cualquiera de sus variantes, prensa, zancadas y todas sus variantes.
- **Ejercicio de torso de tirón vertical**: Dominadas en cualquiera de sus variantes, remo al cuello, encogimientos de hombro, pull-over o jalones en polea alta
- **Ejercicio de pierna de tirón femoral dominante**: peso muerto en cualquiera de sus variantes o buenos días.
- **Ejercicio abdominal**.

Circuito B (potencia)

- **Push jerk**:
  - El ejercicio inicia con la barra apoyada sobre la parte alta del pecho, con las manos en pronación, separadas un poco más que el ancho de los hombros. Los pies deben estar separados según

el ancho de las caderas. La espalda debe permanecer lo más recta que te sea posible.

○ Empuja la barra hacia arriba a la vez que das un pequeño salto.

○ Debes caer con las piernas un poco más abiertas y la cadera ligeramente echada hacia atrás, para amortiguar el impacto del levantamiento.

○ Acerca los pies un poco y ponte erguido para regresar a la posición inicial.

○ Haz la siguiente repetición.

- **Pierna de arrancada dinámica**: también se le conoce como drop snatch. Para realizar el ejercicio:

○ Inicia de pie, sosteniendo la barra detrás de la nuca con las manos en pronación. La separación entre ellas debe ser ancha, superior al ancho de los hombros.

○ En un solo movimiento, deja caer las caderas y extiende los brazos hacia arriba, de un modo explosivo. El objetivo es que tu cuerpo baje, pero la barra permanezca siempre a la misma altura (en la medida de tus posibilidades, claro).

○ Sube impulsándote con muslos y glúteos, regresándote también la barra a la posición inicial.

- **Cargada de fuerza**: en inglés, su nombre es power clean. Para realizarla:

○ Inicia en cuclillas en el suelo, con los empeines justo por debajo de la barra. Las manos deben estar en pronación, separadas solo un poco más que el ancho de tus hombros.

○ El ejercicio consiste en dos movimientos, que se hacen de corrido. El primero es un peso muerto tradicional, ejecutado de un modo veloz (siempre con la barra cerca del cuerpo); el segundo consiste en llevar la barra encima del pecho. Este último es el más complicado.

- Lo que debes hacer es llevar la barra hasta que esté por encima de tus muslos y, aprovechando el impulso que traes, dar un salto a la vez que das un tirón rápido de la barra.
- Al caer, deberás quedar con las piernas un poco más abiertas y con la barra ya puesta sobre la parte alta del pecho, con las palmas de las manos vueltas hacia arriba.
- Vuelve a acercar un poco los pies e invierte el movimiento para regresar la barra al suelo.

- **Peso muerto de arrancada**:
  - Comienza en posición de cuclillas, con los empeines justo por debajo de la barra. El agarre debe ser amplio, con las manos puestas en pronación.
  - Manteniendo la espalda recta, inicia el movimiento levantando las caderas e impulsándote desde los talones.
  - Cuando llegues al punto en que la barra se esté separando del pie, haz un movimiento explosivo de caderas para quedar de pie.
  - Regresa la barra al suelo y pasa a la siguiente repetición.

- **Sit-ups**: la técnica es la misma que se ha explicado para los sit-ups con mancuernas y con balón medicinal, con la diferencia de que este realiza del modo tradicional, con las manos detrás de la cabeza o cruzadas sobre el pecho.

Circuito C (15-20 repeticiones)

Este circuito es opcional, y si se realiza, se hará después de hacer 3 vueltas del circuito B, no 5.

- Ejercicio de bíceps.
- Ejercicio de tríceps.
- Ejercicio de gemelos.

- Ejercicio abdominal.
- Ejercicio de hombros (de aislamiento).

Los entrenamientos en circuitos lácticos se realizarán 2 veces por semana.

¿Cómo distribuir los entrenamientos a lo largo de la semana?

A partir de estas pautas cada uno podrá confeccionar su propio horario, dependiendo de otras actividades tales como trabajo, estudios, familia y demás. Sin embargo, se debe atender a estas pautas:

- El día anterior al entrenamiento pesado nunca puede haber un entrenamiento en circuito láctico. Para evitar el decrecimiento del rendimiento.
- No puede entrenarse pesado varios días consecutivos.
- No puede entrenarse en circuitos lácticos varios días consecutivos.
- El trabajo aeróbico nunca se realizará después de un entrenamiento pesado. La manera óptima de realizar el trabajo aeróbico es tras los entrenamientos en circuito láctico ya que aumentará su eficacia. Recordad que realizamos los entrenamientos en circuito láctico para aumentar la liberación de hormona del crecimiento para mejorar promover la lipólisis, efecto que comparte junto con el cardio.
- Tras un entrenamiento en circuitos lácticos, deja un día de descanso.

Christian Thibaudeau recomienda la siguiente distribución para la rutina:

- Lunes: pesado torso.
- Martes: circuito láctico.
- Miércoles: descanso.
- Jueves: pesado pierna.
- Viernes: descanso.
- Sábado: circuito láctico.

- Domingo: descanso.

Lleva tu entrenamiento de definición a lugares increíbles

Con una rutina de definición como esta, es casi imposible dar un paso en falso. No obstante, es importante que sigas avanzando.

Luego de realizar esta rutina por un par de meses o más, puedes empezar a buscar otras más difíciles, o probar incluso con un período breve de volumen y luego regresar.

Lo importante es que mantengas el compromiso, te armes con una buena dieta y estés dispuesto a llegar lejos.

REFERENCIAS

- Abe, T., Fukunaga, T., Kawakami, Y. y Sugita, M. (1997). Relationship between training frequency and subcutaneous and visceral fat in women. *Medicine and sciend in sports and exercise 29 (12)*.
- Azgarzadeh, M., De Moura, L., Despress, J., Giovannucci, E., Hu, F., Grøntved, A. (…) y Willett, W. (2015). Weight training, aerobic physical activities, and long-term waist circumference change in men. *Obesity: Silver spring, Md 23(2)*.
- Beattie, D. (2015). How do I reduce body fat properly? *Quora.com*.
- Constantine, G., de Vas Gunawardana, N., Galappaththy, P., Jayawardana, R., Katulanda, P. y Ranasinghe, P. (2012). Efficacy and safety of 'true' cinnamon (Cinnamomum zeylanicum) as a pharmaceutical agent in diabetes: a systematic review and meta-analysis. *Diabetic Medicine*. Southampton, Reino Unido.
- Crosby, L., Feurer, I., Foster, G., Jennings, A., Mullen, J., Ship, J., (…) y Wadden, T. (1990). Controlled trial of the metabolic effects of a very-low-calorie diet: short- and long-term effects. *The American Journal of Clinical Nutrition*.
- Despres, J., Lemieux, I. y Prud'homme, D. (2001) Treatment of obesity: need to focus on high risk abdominally obese patients. *BMJ*. Londres, Inglaterra.
- Douglas, M., Harber, M., Mazzetti, S. y Yocum, A. (2007). *Medicine and science in sports and exercise 39 (8)*.
- English, N. (2014). WTF is insulinand how does it affect our health and fat loos? *Greatist.com*.

- Foster, G. y Moon, T. (1990). Control of key carbohydrate-metabolizing enzymes by insulin and glucagon in freshly isolated hepatocytes of the Marine teleost Hemitripterus americanus.
- Graham, J. (2016). Nutritional kethosis for strength training. *Breakingmuscle.com.*
- Koening, J. y Stookey, J. (2015). Advances in water intake assessment. *European Journal of Nutrition 54(2).*
- Miyaki, N. Calori and carb cycling: breaking through your diet plateau.
- Perry, M. (2016). 100 proven tips to lose weight fast (& safety). *Builtlean.com.*
- Thibaudeau, C. (2007). War room strategies to maximize fat loss. *Tnation.com.*
- Venuto, T. Fat loss for begginers. *Leehayward.com.*
- Yates, D. (2015). Restaurant meals can be as bad for your waistline as fast food is. Universidad de Illinois en Urbana-Champaign.